全国医学院校高职高专系列配套教材
供临床、护理、药学、检验、影像技术等专业使用

人体生理学学习指导

主　编　马晓健　刘兴国
副主编　伍爱荣　黄　英　舒安利
编　者（按姓氏笔画排序）
马晓健（怀化医学高等专科学校）
王　锦（张掖医学高等专科学校）
王　腾（大庆医学高等专科学校）
伍爱荣（湖南环境生物职业技术学院）
刘兴国（大庆医学高等专科学校）
阳泽华（益阳医学高等专科学校）
杜　靖（新疆医科大学高等职业技术学院）
张　君（怀化医学高等专科学校）
陈　才（信阳职业技术学院）
黄　英（常德职业技术学院）
彭兰桂（黔东南民族职业技术学院）
舒安利（怀化医学高等专科学校）
雷建华（湖南环境生物职业技术学院）

北京大学医学出版社

RENTE SHENGLIXUE XUEXI ZHIDAO

图书在版编目（CIP）数据

人体生理学学习指导/马晓健，刘兴国主编.
—北京：北京大学医学出版社，2011.8（2021.2 重印）
（全国医学院校高职高专系列配套教材）
ISBN 978-7-5659-0189-8

Ⅰ.①人… Ⅱ.①马…②刘… Ⅲ.①人体生理学—高等职业教育—教学参考资料 Ⅳ.①R33

中国版本图书馆 CIP 数据核字（2011）第 122280 号

人体生理学学习指导

主　　编：马晓健　刘兴国
出版发行：北京大学医学出版社
地　　址：（100083）北京市海淀区学院路 38 号　北京大学医学部院内
电　　话：发行部 010-82802230；图书邮购 010-82802495
网　　址：http://www.pumpress.com.cn
E - mail：booksale@bjmu.edu.cn
印　　刷：北京瑞达方舟印务有限公司
经　　销：新华书店
责任编辑：张彩虹　　**责任校对**：何　力　　**责任印制**：罗德刚
开　　本：787 mm×1092 mm　1/16　　**印张**：10.25　　**字数**：254 千字
版　　次：2011 年 8 月第 1 版　2021 年 2 月第 7 次印刷
书　　号：ISBN 978-7-5659-0189-8
定　　价：18.50 元

全国医学院校高职高专系列教材编审委员会
组成名单

序

医药卫生类高职高专教育是我国高等医学教育体系的重要组成部分。目前我国正在积极推进医药卫生体制改革，力争用几年时间基本建成覆盖全国城乡的基本医疗卫生制度，初步实现人人享有基本医疗卫生服务的目标。因此，对基层卫生服务人才的需求在大量增加，同时对其素质要求也在提高。卫生部针对基层人才严重缺乏的问题，指出当前和今后一段时间内还需要培养高等专科水平的医学人才，充实基层卫生服务技术人才队伍。

在新一轮医药卫生体制改革逐步推进的大背景下，为配合教育部“十二五”国家级规划教材建设，中国高等教育学会医学教育专业委员会与北京大学医学出版社共同发起成立全国医学院校高职高专系列教材编审委员会，组织二十余所医学院校启动了全国医学院校高职高专系列教材的编写、出版工作。本系列教材包括 4 个子系列，即基础课程（14 种）、临床专业课程（10 种）、全科医学专业课程（5 种）和护理专业课程（11 种），有些教材还编写了配套实验指导与学习指导。

这套教材编写的指导思想是：符合人才培养规律，体现教学改革成果，确保教材质量。各教材在编写中把握了以下原则：①根据专业培养目标、就业需要及本课程在教学计划中的地位、作用和规定学时数确定编写大纲及内容的深度、广度、重点和字数。②着重于基础理论、基本知识和基本技能的叙述。基础课教材要体现专业特色，要为专业课服务。③保证内容的科学性、启发性、逻辑性、先进性和适用性。应做到概念清楚，定义准确，理论有据，名词术语准确统一；启发学生理解、分析问题，有利于提高学生的学习兴趣和培养他们的钻研探索精神。④恰当处理相关课程内容之间的交叉与衔接，以避免知识点的不必要重复。⑤内容涵盖执业助理医师或护士执业资格考试最新版考试大纲的要求，以利于学生应考和就业。

这套教材的编写、出版和使用，离不开二十余所医学院校领导和教务部门的支持，凝聚了各教材编写组老师们的辛勤劳动和汗水。这套教材的出版时值国家“十二五”规划开局之年，我们会积极努力申报，争取有更多教材入选“十二五”国家级规划教材，为医药卫生类高职高专教育的改革和发展贡献力量！

王德炳

2010 年 12 月

前　言

《人体生理学学习指导》是马晓健、刘兴国主编的全国医学院校高职高专系列教材《人体生理学》的配套教材。本书每章包括学习要点和习题。学习要点是教师多年教学实践经验和体会的精华。习题是根据教材重点和国家执业医师、执业助理医师、执业护士资格考试要点内容所编写的，题型包括 A 型、B 型选择题，填空题，名词解释和问答题等考试常见题型，并附有参考答案。适合学生自学与复习。书后附有怀化医学高等专科学校人体生理学教学大纲，仅供教师和学生参考。

由于我们的水平有限且时间紧迫，书中肯定还存在不少缺点和错误，真诚地希望广大师生提出批评和改进意见。

马晓健　刘兴国

2011 年 5 月

目　录

第一章 绪 论

学习要点

一、什么是生理学

生理学是研究正常机体生命活动规律的科学。可分为植物生理学、动物生理学、人体生理学。人体生理学是研究正常人体生命活动规律的科学，一般简称生理学。生理学是一门实验性科学，是医学中一门重要的基础学科。

二、生命活动的基本特征

1. 新陈代谢　是指机体与环境之间进行物质交换和能量转换的自我更新过程。包括合成代谢和分解代谢两个方面，包含了物质代谢和能量代谢两个密不可分的过程。

2. 兴奋性

（1）刺激与反应　生理学上将能引起机体发生反应的内、外环境条件的变化称为刺激，而将刺激引起机体的变化称为反应。

（2）反应的基本形式　兴奋和抑制。

相对静止状态 —兴奋→ 活动状态
弱活动 ←抑制— 强活动

（3）兴奋性　一切有生命活动的细胞、组织或机体所具有的对刺激产生兴奋的能力或特性称兴奋性。

（4）阈值　如果刺激的作用时间、强度—时间变化率不变，能引起组织发生反应的最小刺激强度称阈值。阈值是衡量组织细胞兴奋性高低的指标，兴奋性$\propto$1/阈值。

3. 适应性　机体根据内、外环境的变化而调整体内各部分活动和相互关系的功能称适应性。分为行为性适应和生理性适应两种。

三、内环境稳态

1. 体液　人体内的液体总称为体液，约占体重的60%，分为细胞内液和细胞外液（包括血浆、组织液、淋巴液、脑脊液等，约占体液的1/3）。

2. 内环境　细胞外液是细胞生存与活动的直接环境，称内环境。

3. 内环境稳态　内环境的理化因素保持相对恒定的状态，称为内环境稳态。近来，稳态的内涵有了进一步的发展，它是指机体通过各种调节机制维持生理功能和使内环境保持相对稳定的状态，是一种动态平衡的状态。

四、人体功能的调节

1. 机体生理功能的调节方式　有神经调节、体液调节和自身调节三种。

（1）神经调节　神经调节是指神经系统的活动通过神经纤维的联系对机体各部分的生理功能发挥调节作用。神经调节的基本方式是反射。反射是指在中枢神经系统参与下，机体对刺激产生的规律性反应。反射的结构基础是反射弧，反射弧包括感受器、传入神经、神经中枢、传出神经和效应器五个部分。其中任何一个环节被破坏，反射将不能完成。神经调节的特点是反应迅速、准确、持续时间短。

（2）体液调节　是指体内产生的一些特殊化学物质，通过体液途径对某些组织或器官的活动进行调节的过程。其特点是反应速度较慢，作用较广泛、持久。

（3）自身调节　是指组织或器官不依赖于神经和体液调节，而是由其自身特性对内、外环境变化产生的适应性反应。其特点是影响范围小，调节幅度小，灵敏度较低。

2. 人体功能调节的反馈控制

（1）反馈　控制部分与受控部分之间形成一个闭合回路，存在双向的信息联系，受控部分的反馈信息作用于控制部分的过程，称为反馈。

（2）正反馈　受控部分发出的反馈信息加强控制部分的作用，使其活动加强，称为正反馈。正反馈使控制部分的作用不断加强，直至发挥最大效应，使某种生理功能迅速达到预期顶点并尽快完成。

（3）负反馈　受控部分发出的反馈信息对控制部分的作用产生抑制作用，使控制部分的活动减弱，称负反馈。负反馈使机体的某种生理功能维持在一定水平并保持相对稳定。

习　题

一、名词解释

1. 生理学

2. 新陈代谢

3. 刺激

4. 反应

5. 兴奋

6. 抑制

7. 阈值

8. 兴奋性

9. 内环境

10. 内环境稳态

11. 反射

12. 反馈

13. 神经调节

14. 体液调节

15. 自身调节

二、填空题

1. 人体生理学的研究层次分为__________、__________和__________三个水平。
2. 人类生命活动的基本特征包括__________、__________和__________。
3. 机体对刺激的反应有两种表现形式，即__________和__________。
4. 生理学习惯上将__________、__________和__________称为可兴奋组织。
5. 机体的内环境是指__________，维持__________相对恒定的状态称为稳态。
6. 人体功能活动的主要调节方式有__________、__________和__________，其中起主导作用的是__________。
7. 神经调节的基本方式是__________，其结构基础是__________。
8. 一个完整的反射弧由__________、__________、__________、__________和__________五个部分组成。
9. 刺激要引起机体产生反应，必须具备__________、__________和__________三个条件。
10. 阈值的大小与组织兴奋性的高低呈__________关系，阈值愈大表明组织兴奋性愈__________。
11. 生理学的动物实验方法可分为__________和__________。

三、选择题

(一) A型题

1. 机体具有对刺激产生反应的能力称为（　　）
A. 反射
B. 反应
C. 抑制

D. 兴奋性
E. 兴奋

2. 生理学研究中，最常用的刺激方法是（ ）
A. 钳夹
B. 声音
C. 温度
D. 电
E. 光

3. 要检查坐骨神经-腓肠肌标本是否有兴奋性，用哪种刺激方法最好（ ）
A. 食盐
B. 火柴
C. 锌铜弓
D. 镊子
E. 光照

4. 刚能引起组织发生反应的最小刺激强度称为（ ）
A. 有效刺激
B. 阈刺激
C. 阈上刺激
D. 阈下刺激
E. 阈值

5. 可兴奋细胞包括（ ）
A. 神经细胞、肌细胞
B. 神经细胞、腺细胞
C. 神经细胞、肌细胞、腺细胞
D. 神经细胞、骨细胞、腺细胞
E. 神经细胞、肌细胞、骨细胞

6. 可兴奋细胞兴奋时，共有的特征是产生（ ）
A. 收缩
B. 分泌
C. 神经冲动
D. 反射
E. 电位变化

7. 衡量组织兴奋性高低的指标是（ ）
A. 动作电位
B. 反应强度
C. 阈值
D. 静息电位
E. 反应时间

8. 神经细胞在接受一次阈上刺激后，兴奋性的周期变化是（ ）
A. 相对不应期—绝对不应期—超常期—低常期
B. 绝对不应期—相对不应期—低常期—超常期
C. 绝对不应期—相对不应期—超常期—低常期
D. 绝对不应期—超常期—低常期—相对不应期
E. 绝对不应期—低常期—相对不应期—超常期

9. 在相对不应期内给蛙坐骨神经一个较强的刺激使它再次兴奋，它的兴奋性将如何变化（ ）
A. 超常期—低常期
B. 绝对不应期—相对不应期—超常期—低常期
C. 超常期—低常期—绝对不应期—相对不应期
D. 相对不应期—超常期—低常期
E. 超常期—低常期—绝对不应期

10. 组织兴奋后处于相对不应期时，其兴奋性（ ）
A. 基本消失
B. 无限大
C. 高于正常
D. 稍微低于正常
E. 等于正常

11. 机体内环境是指（ ）
A. 体液
B. 血液
C. 细胞内液
D. 细胞外液
E. 组织液

12. 神经调节的基本方式是（ ）
A. 反应
B. 适应

C. 反射
D. 正反馈
E. 负反馈

13. 体液调节的特点不包括（　　）
A. 反应迅速
B. 作用范围广
C. 反应比较缓慢
D. 持续时间长
E. 调节精度较差

14. 下列哪项不是神经调节的特点（　　）
A. 速度快
B. 范围较窄
C. 相对准确
D. 持续时间长
E. 灵敏性高

15. 维持机体稳态的重要调节过程是（　　）
A. 神经调节
B. 体液调节
C. 自身调节
D. 正反馈调节
E. 负反馈调节

16. 进食时引起唾液分泌属于（　　）
A. 神经调节
B. 体液调节
C. 自身调节
D. 神经体液调节
E. 正反馈调节

（二）B 型题

A. 感受器
B. 传入神经
C. 反射中枢
D. 传出神经
E. 效应器

1. 骨骼肌中的肌梭在腱反射中是（　　）
2. 心迷走神经在窦弓反射中是（　　）
3. 窦神经在窦弓反射中是（　　）
4. 脊髓在排便反射中是（　　）
5. 骨骼肌的梭外肌在腱反射中是（　　）

A. 正反馈调节
B. 神经调节
C. 体液调节
D. 自身调节
E. 负反馈调节

6. 肾动脉血压在 80～180 mmHg 之间变动时，肾血流量维持相对稳定（　　）
7. 血糖降低时胰高血糖素使血糖升高（　　）
8. 唾液分泌的调节属于（　　）
9. 分娩反射属于（　　）
10. 内环境的理化因素保持相对稳定，依靠（　　）

四、问答题

1. 生理学的研究可分为哪几个水平？

2. 机体对生理功能活动的调节方式主要有哪些？各有何特点？

3. 何谓反馈？简述负反馈及其生理意义。

参考答案

一、名词解释

1. 生理学：是研究正常机体生命活动规律的科学。
2. 新陈代谢：指机体与环境之间的物质交换和能量转换的自我更新过程。
3. 刺激：指能引起机体发生反应的环境条件的变化。
4. 反应：指由刺激引起的机体功能活动的改变。
5. 兴奋：指机体接受刺激后由相对静止变为活动，或者活动由弱变强的过程。
6. 抑制：指机体接受刺激后由活动变为静止，或者活动由强变弱的过程。
7. 阈值：指刚能引起组织发生反应的最小刺激强度。
8. 兴奋性：指机体对刺激发生反应的能力或特性。
9. 内环境：细胞外液是机体内部细胞直接生存的环境，称为机体的内环境。
10. 内环境稳态：是指内环境的各种理化因素保持相对稳定的状态。
11. 反射：指在中枢神经系统参与下，机体对刺激产生的规律性反应。
12. 反馈：在控制系统中，受控部分的活动反过来影响控制部分活动的过程称为反馈。
13. 神经调节：通过神经系统完成的调节，即中枢神经系统的活动通过神经元的联系，对机体各部分的生理功能发挥调节。
14. 体液调节：体内产生的某些化学物质通过体液途径对人体细胞、组织、器官的功能活动进行调节的过程称为体液调节。
15. 自身调节：指组织、细胞或器官不依靠神经和体液调节，而由自身特性对刺激产生适应性反应的过程。

二、填空题

1. 细胞和分子水平；器官和系统水平；整体水平
2. 新陈代谢；兴奋性；适应性
3. 兴奋；抑制
4. 神经组织；肌肉组织；腺体组织
5. 细胞外液；内环境的理化性质
6. 神经调节；体液调节；自身调节；神经调节
7. 反射；反射弧
8. 感受器；传入神经；神经中枢；传出神经；效应器
9. 刺激的强度；刺激的时间；刺激的时间-强度变化率
10. 反比；低
11. 急性动物实验；慢性动物实验

三、选择题

（一）A型题

1. D 2. D 3. C 4. E 5. C 6. E 7. C 8. C 9. B 10. D 11. D 12. C 13. A 14. D 15. E 16. A

（二）B型题

1. A 2. D 3. B 4. C 5. E 6. D 7. C 8. B 9. A 10. E

四、问答题

1. 生理学的研究可分为三个水平：即器官和系统水平的研究、细胞和分子水平的研究以及整体水平的研究。以上三个水平的研究是相互联系、相互补充的，对于阐明生物体功能活动规律都是不可缺少的。
2. 机体对生理功能活动的调节主要有神经调节、体液调节和自身调节三种方式。神经调节的特点是作用迅速、短暂、范围精确、灵敏性高；体液调节的特点是作用缓慢、持久、广泛、调节精度较差；自身调节的特点是局限性较大、灵敏性和稳定性较差。
3. 神经调节或体液调节对效应器实行控制，效应器活动的改变在引起体内特定的生理效应的同时，又通过一定的途径影响控制中枢的活动。这种受控部分不断有信息返回输给控制部分，并改变它的活动，称为反馈。负反馈是指反馈信息使控制系统的作用向相反效应转化。其意义是使机体功能活动及内环境理化因素保持相对稳定。

（怀化医学高等专科学校 马晓健 张 君）

第二章 细胞的基本功能

学习要点

一、细胞膜的物质转运功能

1. 单纯扩散 水、脂溶性物质顺浓度差进行的跨膜转运的过程。如 O_2、CO_2 的跨膜转运。影响单纯扩散的因素是：①膜两侧物质的浓度梯度。②膜对该物质的通透性。两者与物质的扩散数量成正相关。

2. 易化扩散 非脂溶性物质在膜上特殊蛋白质的“帮助”下，从膜的高浓度一侧向低浓度一侧转运的过程，称为易化扩散。根据膜蛋白质的作用不同，易化扩散分为载体转运和通道转运两种。载体转运的物质有葡萄糖、氨基酸等物质。通道转运的物质有 Na^+、K^+、Ca^{2+}、Cl^- 等各种带电离子。

载体转运的特点：①相对特异性；②饱和性；③竞争性抑制。

3. 主动转运 细胞膜通过本身的耗能过程，使离子或小分子物质由膜的低浓度一侧向高浓度一侧转运的过程，称为主动转运或“泵”转运。

钠泵又称钠-钾泵，是钠-钾依赖式 ATP 酶，当细胞膜外 K^+ 浓度增加或膜内 Na^+ 浓度增加时被激活，分解 ATP，释放能量，逆浓度差转运 Na^+、K^+。钠泵活动的生理意义是：①维持细胞内、外 Na^+、K^+ 的不均衡分布，这是神经、肌肉等组织兴奋性的基础；②建立势能贮备，这是肠管吸收葡萄糖、氨基酸等营养物质的能量来源；③细胞膜内的高 K^+ 是许多细胞代谢反应的必备条件，细胞膜外的高 Na^+ 对维持膜内、外渗透压平衡起重要作用。

4. 出胞和入胞 大分子物质或物质团块由细胞膜本身的结构性变化进行转运的方式。

（1）出胞 大分子或团块物质通过膜的运动，从膜内排到膜外的过程，称为出胞。如内分泌腺分泌激素、神经末梢释放递质及消化腺分泌消化酶等。

（2）入胞 大分子或团块物质通过膜的运动，从膜外进入膜内的过程，称为入胞。如白细胞吞噬细菌的过程。固体物质入胞，称为吞噬；液体物质入胞，称为吞饮。

二、细胞膜的受体功能

受体是存在于细胞膜上的一类特殊蛋白质分子。它能选择性地与激素等化学物质结合，从而产生一定的生理效应。

受体的特征：特异性、饱和性、可逆性。

受体的生理功能是：①识别激素等化学物质，并与它们特异性结合；②传递化学信息。

三、细胞的生物电现象

1. 静息电位 指细胞在安静状态时，存在于膜内、外的电位差。神经细胞的静息电位约为$-70\,mV$，即膜内带负电而膜外带正电。

极化：指细胞在安静状态时，膜内、外两侧存在的稳定的内负外正的电位状态。

去极化：以静息电位为准，膜内负电位向绝对值减小的方向变化的过程。

超极化：以静息电位为准，膜内负电位向绝对值增大的方向变化的过程。

反极化：膜内电位由负变正的过程。

复极化：细胞发生去极化后，膜电位又恢复到原来静息状态的过程。

静息电位主要是K^+外流形成的平衡电位。

2. 动作电位　是指细胞受刺激时，在静息电位基础上发生的一次扩布性电位变化。

动作电位的上升相（去极化相）是Na^+内流所形成的平衡电位；下降相（复极化相）是K^+外流所形成的平衡电位。恢复期是由钠泵逆浓度差转运Na^+和K^+而引起。

3. 动作电位的产生与传导

（1）阈电位　当一次阈刺激或阈上刺激作用于细胞膜，膜内静息电位减小到某一临界水平时，才能使膜去极化，从而触发动作电位。能使膜产生动作电位的临界膜电位数值，称为阈电位。通常阈电位比静息电位约小$20\,mV$。

一次阈下刺激只能使细胞膜局部去极化，称为局部电位。它达不到阈电位水平，不能产生动作电位。局部电位的幅度与刺激强度成正比，而且不能远传，但可以总和。局部电位总和到阈电位水平可以产生动作电位。

（2）动作电位的传导　动作电位通过局部电流进行传导。动作电位在神经纤维上的传导称为神经冲动。

四、肌细胞的收缩功能

1. 神经-肌肉接头兴奋传递

（1）神经肌肉接头的结构　支配骨骼肌的运动神经末梢失去髓鞘，以裸露的轴突嵌入肌细胞膜的终板内，称为神经肌肉接头。它包括接头前膜、接头间隙、接头后膜三部分。在接头后膜上有化学门控通道，通道上有能与ACh特异性结合的门控通道蛋白质。

（2）神经-肌肉接头的兴奋传递过程　运动神经末梢动作电位→接头前膜去极化→前膜Ca^{2+}通道开放→细胞外液Ca^{2+}进入轴突内→接头小泡释放递质ACh并通过接头间隙→ACh与接头后膜门控通道蛋白质结合→通道蛋白质构型改变→Na^+通道开放→Na^+内流使接头后膜去极化→终板电位→总和达到阈电位爆发肌膜动作电位→骨骼肌兴奋而收缩。

ACh的清除主要由胆碱酯酶的降解作用完成。

凡能阻断ACh与门控通道蛋白质结合的各种因素，均能阻止神经-肌肉接头的兴奋传递，导致肌肉松弛，如筒箭毒。凡能抑制胆碱酯酶活性的因素，均可使ACh积聚，引起各种中毒症状，如有机磷农药中毒。如果体内骨骼肌运动终板处的乙酰胆碱门控通道数量不足或功能障碍可引起重症肌无力。

2. 骨骼肌的收缩机制

（1）骨骼肌细胞的结构特点　骨骼肌细胞最具特征的是肌质含有大量的肌原纤维和广泛存在的肌管系统。肌原纤维由若干肌小节构成。肌小节是肌细胞收缩的基本功能单位。肌小节内有粗肌丝和细肌丝。粗肌丝由肌凝蛋白分子组成，它一端附着在肌小节中央的M线上，有束状排列的主干和翘起的横桥；横桥有ATP酶作用，在一定的条件下能分解ATP。细肌丝由肌动蛋白、原肌凝蛋白和肌钙蛋白分子组成，肌钙蛋白与Ca^{2+}有很强的结合力，是

Ca^{2+}的受体蛋白。

肌管系统分为横管和纵管两大部分。横管为肌细胞膜向内凹陷而成，它与肌原纤维相互垂直，内含细胞外液；纵管与肌原纤维平行排列，它包绕肌小节并相互吻合连通形成肌质网，靠近横管的两端膨大，形成终池。终池是Ca^{2+}的贮存库。横管加上两侧终池形成三联体。

（2）肌细胞收缩的肌丝滑行学说 当肌质中的Ca^{2+}离子浓度增高时，Ca^{2+}与肌钙蛋白结合，后者构象改变并移位，使横桥与肌动蛋白结合。此时激活横桥 ATP 酶，分解 ATP 释放能量，激发横桥摆动，拖动细肌丝向 M 线中央滑行，肌小节缩短，肌细胞收缩。

当肌质中Ca^{2+}浓度降低，则肌钙蛋白与Ca^{2+}分离进而细肌丝滑出，使肌小节伸长，肌细胞舒张。

由此可知，肌质中Ca^{2+}浓度的增高或降低，是骨骼肌收缩或舒张的直接原因。

3. 骨骼肌的兴奋-收缩耦联 把肌细胞兴奋的电位变化与肌丝滑行的机械变化联系起来的中介过程，称为兴奋-收缩耦联。耦联的结构基础是三联体，耦联因子是Ca^{2+}。

运动神经兴奋到肌肉收缩的过程总结如下：神经纤维动作电位→神经-肌肉接头化学传递→肌细胞膜动作电位→肌质中Ca^{2+}转移→肌细胞收缩。

4. 骨骼肌收缩的机械变化

（1）等长收缩与等张收缩 等长收缩是指肌肉收缩时只有张力增加而无长度的缩短。如人体的位置与姿势的维持。等张收缩是指肌肉收缩时只有长度的缩短而张力保持不变。如人体上肢的运动。正常人体骨骼肌的收缩大多是混合性的。

（2）单收缩和强直收缩 单收缩是指一个肌细胞或整块肌肉受到一次刺激，出现一次收缩的过程。

强直收缩是指给肌肉以连续刺激，肌肉单收缩的复合，表现为肌肉收缩曲线的融合现象。强直收缩有两种情况：①每次新刺激落在前一次收缩过程的舒张期则出现不完全强直收缩；②每次新刺激在前一次收缩过程的收缩期，形成收缩的叠加现象，则出现完全性强直收缩。

（3）前负荷 肌肉收缩前就承受的负荷称为前负荷。其作用在于改变肌肉收缩前的初长度。在一定范围内初长度越长，收缩力越大。但超过一定范围，则收缩力反而减小。

（4）后负荷 肌肉收缩开始后遇到的阻力或负荷称为后负荷。肌肉在有后负荷的情况下收缩总是肌张力增加在前，肌肉长度缩短在后。后负荷与缩短速度成反变关系。后负荷越大，肌肉收缩产生的张力越大，肌肉缩短的速度越慢，缩短长度越小。

习 题

一、名词解释

1. 单纯扩散

2. 易化扩散

3. 主动转运

4. 入胞

5. 出胞

6. 受体

7. 静息电位

8. 极化

9. 去极化

10. 超极化

11. 复极化

12. 动作电位

13. 阈电位

14. 局部电位

15. 终板电位

16. 神经冲动

17. 兴奋-收缩耦联

18. 等长收缩

19. 等张收缩

20. 单收缩

21. 强直收缩

22. 前负荷

23. 后负荷

二、填空题

1. 物质从细胞膜浓度高的一侧向浓度低的一侧转运且不耗能的方式包括__________和__________。
2. 根据细胞膜上转运蛋白的差异，易化扩散可分为__________和__________两种方式。
3. 物质转运时经载体易化扩散的特点有__________、__________和__________。
4. 细胞膜物质转运过程中需消耗能量的方式有__________和__________。
5. 细胞膜上钠泵蛋白的化学本质是__________，当膜内__________升高或膜外__________升高时被激活，分解 ATP，释放出细胞膜物质转运所需要的能量。
6. 钠泵每分解一分子 ATP 所释放的能量，可将膜内__________个 Na^+ 转运到膜外，同时将膜外__________个 K^+ 转运到膜内。
7. 受体的功能是__________和__________。
8. 在极化状态时，细胞膜内带__________电荷，膜外带__________电荷。
9. 去极化是指细胞膜内负电位向__________方向发展，复极化是指细胞膜内负电位向__________方向发展。
10. 动作电位曲线上升支的本质是__________过程，下降支的本质是__________过程。
11. 以神经细胞为例，其动作电位去极化的峰值接近于__________形成的平衡电位，复极化过程达最大值相当于__________形成的平衡电位。
12. 细胞受到__________刺激后，必须首先去极化达到__________电位水平，才会爆发动作电位。
13. 动作电位在神经纤维上的传导称为__________，有髓神经纤维上动作电位的传导表现为__________传导。
14. 动作电位的特点有__________、__________和__________。
15. 局部兴奋的特点有__________、__________和__________。
16. 神经-肌肉接头处的结构有__________、__________和__________组成。
17. 肌丝滑行学说认为，骨骼肌收缩时，__________并不改变，只是__________向粗肌丝中央 M 线方向滑行了一段距离，从而导致肌小节缩短。
18. 组成细肌丝的三种蛋白是__________、__________和__________。
19. 兴奋-收缩耦联的结构基础是__________，耦联因子是__________离子。
20. 在有后负荷的骨骼肌，收缩时首先出现__________收缩，然后出现__________收缩。
21. 骨骼肌受到连续刺激后，当新的刺激落在前一次刺激引起的收缩过程的舒张期内，将出现的收缩是__________，当新的刺激落在前一次刺激的收缩期内，将出现的收缩是__________。

三、选择题

（一）A 型题

1. 人体 O_2、CO_2 进出细胞膜是通过（　　）
   A. 单纯扩散
   B. 易化扩散
   C. 主动转运
   D. 出胞作用
   E. 入胞作用
2. K^+ 顺浓度梯度和电位梯度进行跨膜移动属于（　　）
   A. 单纯扩散
   B. 通道转运
   C. 载体转运
   D. 主动转运
   E. 出胞作用
3. 从物质转运角度看白细胞吞噬细菌的方式是属于（　　）
   A. 单纯扩散
   B. 易化扩散
   C. 主动转运
   D. 出胞作用
   E. 入胞作用
4. 从物质转运角度看腺细胞分泌酶的方式是属于（　　）
   A. 通道转运
   B. 载体转运
   C. 出胞作用
   D. 入胞作用
   E. 单纯扩散
5. 细胞膜内外 Na^+、K^+ 能保持正常浓度差的原因是（　　）
   A. Na^+-K^+ 泵的主动转运
   B. 细胞膜对 Na^+、K^+ 的通透性不同
   C. 载体转运的结果
   D. 通道转运的结果
   E. 单纯扩散的结果
6. 以神经细胞为例，其静息电位能够稳定在－70 mV 的原因是（　　）
   A. 细胞膜内外 K^+ 浓度相等
   B. 细胞膜内外 Na^+ 浓度相等
   C. 细胞膜内、外各种离子浓度均相等
   D. 促进 Na^+ 内流和阻止 Na^+ 内流的力量相等
   E. 促进 K^+ 外流和阻止 K^+ 外流的力量相等
7. 膜内电位从－70 mV 变到－40 mV，这是由于细胞发生了（　　）
   A. 超极化
   B. 去极化
   C. 复极化
   D. 极化
   E. 反极化
8. 在神经细胞动作电位的去极化阶段，通透性最大的离子是（　　）
   A. K^+
   B. Na^+
   C. Cl^-
   D. Ca^{2+}
   E. Mg^{2+}
9. 在神经细胞动作电位的复极化阶段，通透性最大的离子是（　　）
   A. K^+
   B. Na^+
   C. Cl^-
   D. Ca^{2+}
   E. Mg^{2+}
10. 神经细胞动作电位的幅度接近于（　　）
    A. K^+ 平衡电位
    B. Na^+ 平衡电位
    C. Na^+ 平衡电位与 K^+ 平衡电位之差
    D. Na^+ 平衡电位与 K^+ 平衡电位之和
    E. 锋电位减去阈电位
11. 细胞受到一个阈下刺激后，将产生（　　）
    A. 静息电位
    B. 动作电位
    C. 阈电位
    D. 局部电位
    E. 上述电位都可能

12. 神经-肌肉接头处，消除乙酰胆碱的酶是（　　）
A. 磷酸二酯酶
B. 腺苷酸环化酶
C. 胆碱酯酶
D. ATP 酶
E. 淀粉酶

13. 能阻断神经-肌肉接头处信息传递的阻断剂是（　　）
A. 阿托品
B. 胆碱酯酶
C. 美洲箭毒
D. 六烃季铵
E. 四乙铵

14. 骨骼肌收缩和舒张的基本单位是（　　）
A. 肌原纤维
B. 肌小节
C. 肌纤维
D. 粗肌丝
E. 细肌丝

15. 肌肉的初长度取决于（　　）
A. 前负荷
B. 后负荷
C. 前负荷与后负荷之差
D. 前负荷与后负荷之和
E. 被动张力

16. 肌肉收缩时，如果后负荷越小，则（　　）
A. 开始出现收缩的时间越晚
B. 收缩末达到的张力越大
C. 缩短的速度越快
D. 缩短的速度越慢
E. 所做的机械功越大

17. 单个刺激作用于骨骼肌时，骨骼肌出现的收缩形式是（　　）
A. 等长收缩
B. 等张收缩
C. 单收缩
D. 不完全强直收缩
E. 强直收缩

18. 单纯扩散和易化扩散的共同特点是（　　）
A. 消耗能量
B. 均有蛋白质参与
C. 可逆过程
D. 顺浓度差和电位差转运
E. 均是转运大分子物质

19. 静息状态下，易透过细胞膜的离子是（　　）
A. K^+
B. Na^+
C. Ca^{2+}
D. Cl^-
E. Na^+ 和 Ca^{2+}

20. 膜内 Na^+ 向膜外转运是由于（　　）
A. 安静时膜对 Na^+ 通道开放
B. 兴奋时膜对 Na^+ 通道开放
C. Na^+ 经通道易化扩散的结果
D. 膜上 Na^+ 泵的作用
E. 顺梯度转运

21. 关于 Na^+ 泵的叙述错误的是（　　）
A. Na^+ 泵的活动与温度有关
B. Na^+ 泵在缺氧时活性降低
C. Na^+ 泵循环一次可将 2 个 Na^+ 泵出胞外，3 个 K^+ 泵入胞内
D. Na^+ 泵的作用是维持细胞内、外离子的不均衡分布
E. 当细胞内 Na^+ 增多和细胞外 K^+ 增多时，可以激活 Na^+ 泵

22. 引起神经细胞兴奋的阈电位是指细胞膜（　　）
A. 对 Ca^{2+} 通透性突然增大时的临界膜电位值
B. 对 K^+ 通透性突然减小时的临界膜电位值
C. 对 K^+ 通透性突然增大时的临界膜电位值
D. 对 Na^+ 通透性突然增大时的临界膜电位值
E. 对 Na^+ 通透性突然减小时的临界膜电位值

23. 关于易化扩散的叙述错误的是（　　）

A. 由载体介导的跨膜物质转运
B. 由通道介导的跨膜离子转运
C. 载体转运具有高度的特异性
D. 通道的选择性较载体差
E. 类固醇激素进入细胞属易化扩散

24. 神经-肌肉接头处的化学递质是（　　）
A. 5-羟色胺
B. 去甲肾上腺素
C. 乙酰胆碱
D. 毒蕈碱
E. γ-氨基丁酸

25. 神经纤维末梢释放化学递质的方式是（　　）
A. 单纯扩散
B. 经通道易化扩散
C. 继发主动转运
D. 出胞作用
E. 经载体易化扩散

26. 骨骼肌兴奋-收缩耦联的关键因子是（　　）
A. 钙离子
B. 钠离子
C. 钾离子
D. 氯离子
E. 钙与钠离子

27. 下列属于主动转运过程的是（　　）
A. O_2 进入细胞内
B. Ca^{2+} 由细胞内出来
C. K^+ 由细胞内出来
D. Na^+ 进入细胞
E. CO_2 从细胞内出来

28. 静息电位大小接近于（　　）
A. Cl^- 平衡电位
B. Na^+ 平衡电位
C. K^+ 平衡电位
D. Ca^{2+} 平衡电位
E. Na^+ 平衡电位与 K^+ 平衡电位之和

29. 影响细胞膜上单纯扩散的主要因素是（　　）
A. 膜两侧的电位差
B. 膜两侧物质的浓度差
C. 需要载体的协助
D. 与物质的水溶性有关
E. 与物质的脂溶性有关

30. 动作电位沿单根神经纤维传导时，其幅度（　　）
A. 逐渐增大
B. 逐渐减小
C. 先增大，后减小
D. 先减小，后增大
E. 不变

31. 解释神经冲动沿神经纤维传导机制的学说是（　　）
A. 跳跃式传导学说
B. 局部电流学说
C. 局部兴奋学说
D. 膜的离子流学说
E. 全或无学说

32. 神经细胞动作电位上升支的形成是由于（　　）
A. K^+ 外流
B. K^+ 内流
C. Na^+ 外流
D. Na^+ 内流
E. Ca^{2+} 内流

33. 细胞外液高浓度葡萄糖通过细胞膜进入细胞内是属于（　　）
A. 单纯扩散
B. 载体易化扩散
C. 通道易化扩散
D. 主动转运
E. 入胞作用

34. 神经、肌肉、腺体受阈刺激产生反应的共同表现是（　　）
A. 收缩
B. 分泌
C. 局部电位
D. 阈电位
E. 动作电位

35. 在对枪乌贼巨大轴突进行实验时，改变

标本浸浴液中的哪一项因素不会对静息电位的大小产生影响（ ）
A. Na^+浓度
B. K^+浓度
C. 温度
D. pH 值
E. 缺氧

36. 有关局部兴奋的特征中哪项是错误的（ ）
A. 电位大小随刺激强度而改变
B. 可总和
C. 无不应期
D. 有“全或无”现象
E. 以电紧张形式扩布

37. 有机磷农药中毒出现骨骼肌痉挛主要是由于（ ）
A. ACh 释放减少
B. ACh 释放增多
C. 终板膜上的受体增多
D. 胆碱酯酶活性降低
E. 胆碱酯酶活性增强

38. 人工减小细胞浸浴液中的 Na^+ 浓度，所记录的动作电位出现（ ）
A. 幅度变小
B. 幅度变大
C. 时程缩短
D. 时程延长
E. 复极相延长

39. 锋电位的幅值等于（ ）
A. 静息电位与负后电位之和
B. K^+的平衡电位与超射值之和
C. 静息电位绝对值与超射值之和
D. Na^+的平衡电位
E. K^+的平衡电位

40. 下列有关兴奋在同一细胞传导的叙述，哪项是错误的（ ）
A. 动作电位可沿细胞膜传导到整个细胞
B. 传导方式是通过产生局部电位刺激未兴奋部位，使之也出现动作电位
C. 在有髓纤维是跳跃式传导
D. 有髓纤维传导动作电位比无髓纤维快
E. 动作电位的幅度随传导距离增加而减少

41. 下列有关神经-骨骼肌接头的叙述中，错误的是（ ）
A. 神经-骨骼肌接头的结构类似于突触
B. 接头间隙中的液体是细胞内液
C. 接头前膜是轴突末梢的膜
D. 接头后膜是肌细胞膜
E. 接头后膜产生的电位称为终板电位

42. 正常体内骨骼肌收缩都属于（ ）
A. 不完全强直收缩
B. 完全强直收缩
C. 一连串单收缩
D. 一次单收缩
E. 以上都是

（二）B 型题

A. 单纯扩散
B. 易化扩散
C. 主动转运
D. 入胞作用
E. 继发性主动转运

1. Na^+从细胞内出来属于（ ）
2. K^+从细胞内出来属于（ ）

A. 原发性主动转运
B. 经载体易化扩散
C. 继发性主动转运
D. 经通道易化扩散
E. 出胞作用

3. 氨基酸由肠腔吸收是通过（ ）
4. 安静时，K^+从膜内移出膜外是（ ）

A. 锋电位
B. 阈电位
C. 负后电位
D. 局部电位
E. 正后电位

5. 可兴奋细胞受刺激后，首先出现（ ）
6. 神经细胞动作电位的主要组成是（ ）

7. 刺激引起兴奋的基本条件是使跨膜电位达到（ ）
8. 组织发生兴奋的客观标志是（ ）
   A. 单纯扩散
   B. 易化扩散
   C. 主动转运
   D. 出胞
   E. 入胞
9. 蛋白质进入细胞的方式是（ ）
10. 后电位时 Na^+ 由细胞内转移到细胞外是（ ）
11. 葡萄糖进入红细胞是（ ）
12. 运动神经轴突末梢释放 ACh 是（ ）
13. 人体内 O_2 和 CO_2 进出细胞膜是（ ）
   A. 极化
   B. 去极化
   C. 复极化
   D. 超极化
   E. 反极化
14. 细胞受刺激兴奋时膜内、外电位差减小称为（ ）
15. 细胞膜内、外电位差增大称为（ ）
16. 动作电位爆发时，K^+ 外流产生（ ）
17. 细胞安静时膜内、外存在的电位差称为（ ）
18. 动作电位爆发时，膜内由负电位变为正电位称为（ ）
   A. K^+ 内流
   B. Cl^- 内流
   C. Na^+ 内流
   D. K^+ 外流
   E. Ca^{2+} 内流
19. 神经细胞动作电位上升支是由于（ ）
20. 骨骼肌细胞动作电位下降支是由于（ ）
21. 静息电位的形成是由于（ ）
22. 动作电位到达运动神经末梢时引起（ ）
   A. Na^+ 的平衡电位
   B. K^+ 的平衡电位
   C. Na^+ 平衡电位与 K^+ 平衡电位之和
   D. Na^+ 平衡电位与 K^+ 平衡电位之差
   E. 锋电位与超射之差
23. 静息电位的大小接近于（ ）
24. 神经细胞动作电位上升支相当于（ ）
   A. 四乙铵
   B. 河豚毒
   C. 阿托品
   D. 有机磷
   E. 箭毒
25. 能阻断 Na^+ 通道的是（ ）
26. 能阻断 K^+ 通道的是（ ）
27. 能使胆碱酯酶失活的是（ ）
28. 能阻断 N 受体的是（ ）
   A. 横管系统
   B. 纵管系统
   C. 三联管
   D. 钙离子
   E. ATP
29. 兴奋-收缩耦联的结构基础是（ ）
30. 肌肉兴奋-收缩耦联中起关键作用的物质是（ ）

四、问答题

1. 说出细胞膜物质转运的具体方式，并比较主动转运和被动转运的特点。

2. 简述静息电位的产生机制。

3. 概述动作电位的产生机制。

4. 说出局部电位的特点和它与动作电位的关系。

5. 简述可兴奋细胞上动作电位的传导机制。

6. 分析前负荷和后负荷对骨骼肌收缩的影响。

参考答案

一、名词解释

1. 单纯扩散：某些水脂双溶性强的物质，单独依靠浓度梯度从浓度高的一侧向浓度低的一侧跨膜移动，称单纯扩散。
2. 易化扩散：一些非脂溶性的或亲水性强的物质，借助镶嵌在细胞膜上某些蛋白质的“帮助”，顺着浓度梯度或电位梯度从浓度高的一侧向浓度低的一侧跨膜移动，称易化扩散。
3. 主动转运：物质通过镶嵌在细胞膜上的泵蛋白的作用，逆浓度梯度从浓度低的一侧向浓度高的一侧跨膜移动，称主动转运。
4. 入胞：大分子物质或物质团块通过细胞膜的运动从细胞外进入细胞内的过程，称入胞。
5. 出胞：物质通过细胞膜的运动从细胞内移动到细胞外的过程，称出胞。
6. 受体：存在于细胞膜上或细胞内的一种特殊蛋白质，具有识别和接受信息以及处理和传递信息的功能，称受体。
7. 静息电位：当细胞处于安静状态时，存在于细胞膜内、外的电位差，称静息电位。
8. 极化：细胞在安静时，细胞膜两侧电位所保持的内负、外正状态，称极化。

9. 去极化：在静息电位基础上，膜内外电位差向减小的方向变化，称去极化。
10. 超极化：在静息电位基础上，膜内外电位差向增大的方向变化，称超极化。
11. 复极化：细胞先发生去极化，然后又向原来的极化状态恢复的过程，称复极化。
12. 动作电位：细胞受到有效刺激时，在静息电位的基础上产生的一次扩布性的电位变化，称动作电位。
13. 阈电位：能够产生动作电位的临界膜电位数值，称阈电位。
14. 局部电位：细胞受到阈下刺激时，产生一个低于阈电位水平的电位变化，称局部电位。
15. 终板电位：神经-肌肉接头的终板膜处产生局部去极化的电位变化，称终板电位。
16. 神经冲动：在神经纤维上传导的动作电位，称神经冲动。
17. 兴奋-收缩耦联：将肌细胞膜上的电位变化与肌丝滑行的机械变化联系起来的中介过程，称为兴奋-收缩耦联。
18. 等长收缩：肌肉在后负荷的作用下，张力增大而长度不变的收缩，称等长收缩。
19. 等张收缩：肌肉收缩后，张力不变而长度缩短的收缩，称等张收缩。
20. 单收缩：肌肉受到一个有效刺激时所产生的一次收缩，称单收缩。
21. 强直收缩：肌肉受到连续刺激时，如果后一个刺激落在前一个刺激引起的收缩反应中，肌肉收缩融合，表现出强而持久的收缩，称强直收缩。
22. 前负荷：肌肉收缩前所遇到的阻力，称前负荷。前负荷可使初长度增加。
23. 后负荷：肌肉开始收缩时所遇到的阻力，称后负荷。

二、填空题

1. 单纯扩散；易化扩散
2. 载体转运；通道转运
3. 特异性；饱和性；竞争性抑制
4. 主动转运；入胞、出胞
5. Na^+－K^+依赖式 ATP 酶；Na^+；K^+
6. 3；2
7. 识别；传递信息
8. 负；正
9. 绝对值减小；绝对值增大
10. Na^+内流的去极化；Na^+内流停止，K^+外流的复极化
11. Na^+内流；K^+外流
12. 有效；阈
13. 神经冲动；跳跃式
14. “全或无”现象；不衰减传导；脉冲式
15. 非“全或无”；幅度小，呈衰减传导；可总和（时间总和、空间总和）
16. 接头前膜；接头间隙；接头后膜
17. 粗、细肌丝长度；细肌丝
18. 肌动蛋白；原肌球蛋白；肌钙蛋白
19. 三联体；Ca^{2+}
20. 等长；等张

21. 不完全强直收缩；完全强直收缩

三、选择题

（一）A 型题

1. A 2. B 3. E 4. C 5. A 6. E 7. B 8. B 9. A 10. C 11. D 12. C 13. C 14. B 15. A 16. C 17. C 18. D 19. A 20. D 21. C 22. D 23. E 24. C 25. D 26. A 27. B 28. C 29. B 30. E 31. B 32. D 33. B 34. E 35. A 36. D 37. D 38. A 39. D 40. E 41. B 42. B

（二）B 型题

1. C 2. B 3. C 4. D 5. D 6. A 7. B 8. A 9. E 10. C 11. B 12. D 13. A 14. B 15. D 16. C 17. A 18. E 19. C 20. D 21. D 22. E 23. B 24. D 25. B 26. A 27. D 28. E 29. C 30. D

四、问答题

1. 细胞膜物质转运的方式有：单纯扩散、易化扩散、主动转运、入胞和出胞。主动转运的特点是：逆浓度差进行，消耗能量；被动转运的特点是：顺浓度差进行，不消耗能量。
2. 静息电位的产生机制是：细胞处于静息状态时，细胞膜上 K^+ 通道开放，膜内 K^+ 顺浓度梯度外流，形成内负、外正的电位梯度，这种膜内外电位梯度又抵制 K^+ 继续外流，当促使 K^+ 外流的浓度梯度与抵制 K^+ 外流的电位梯度平衡时，K^+ 净外流停止，其膜内外的电位差稳定于某一数值。故静息电位主要是 K^+ 的平衡电位。
3. 动作电位的产生机制是：细胞受到有效刺激后，首先细胞膜上出现 Na^+ 通道开放，膜外 Na^+ 顺浓度梯度内流，当促使 Na^+ 内流的浓度梯度与阻止 Na^+ 内流电位梯度平衡时，Na^+ 内流终止，故动作电位上升相的峰值主要是 Na^+ 内流的平衡电位；然后细胞膜上出现 K^+ 通道开放，膜内 K^+ 顺浓度梯度外流，膜电位逐渐复极，故下降相主要是 K^+ 外流的平衡电位，复极后，钠泵运转 Na^+ 、K^+ 所致。
4. 局部电位的特点是：①不能远传；②幅度与刺激强度成正比；③可以总和。它与动作电位的关系是：阈下刺激引起的局部电位通过总和达到了阈电位水平，也可以引起动作电位。
5. 可兴奋细胞上动作电位的传导机制是：细胞膜上受刺激的部位，因产生动作电位而发生极性倒转，变为内正、外负状态，而临近未受刺激的部位仍处于内负、外正的极化状态，这样已去极化部位和未去极化部位之间就形成电位差，产生局部电流。局部电流引发邻近的静息部位去极化达到阈电位水平，又产生一次动作电位。这样不断进行下去，即为动作电位的传导。
6. 前负荷影响肌肉的初长度和收缩能力。在一定范围内，前负荷越大，初长度越长，肌肉收缩力越大。

   后负荷影响肌肉的收缩张力，缩短程度和缩短速度。肌肉在有后负荷的情况下收缩，总是张力增加在前，肌长度缩短在后。后负荷越大，肌肉收缩时产生的张力越大，但肌长度缩短程度越小，并且缩短速度越慢。

（常德职业技术学院 黄 英）

第三章 血 液

学习要点

一、血液的组成

血液由血浆与血细胞组成。血浆占全血容积的50%～60%。血细胞在全血中所占的容积百分比，称为血细胞比容，其正常值男性为40%～50%，女性为37%～48%。

二、血浆

1. 血浆的组成 血浆由水和溶解于其中的晶体物质和血浆蛋白组成。其中水占血浆容量的91%～93%。血浆中的晶体物质由多种电解质、小分子有机化合物和一些气体组成。血浆蛋白包括白蛋白、球蛋白和纤维蛋白原三类。

2. 血浆渗透压 血浆渗透压是由血浆中的晶体物质形成的晶体渗透压和血浆蛋白形成的胶体渗透压组成。细胞外液中的晶体渗透压保持相对稳定，对维持细胞内、外水的平衡和细胞的正常体积十分重要。血浆胶体渗透压保持相对稳定，对维持正常的血浆容量和调节血管内、外水的平衡起着重要的作用。

三、红细胞

1. 红细胞的形态和数量 人类正常红细胞呈双凹圆碟形，细胞平均直径约为8 μm。我国成年男性红细胞的数量为（4.0～5.5）$\times 10^{12}$/L，女性为（3.5～5.0）$\times 10^{12}$/L。

2. 红细胞的生理特性 ①悬浮稳定性；②可塑变形性；③渗透脆性。

3. 红细胞的生成与破坏 红细胞生成的主要原料是铁和蛋白质。红细胞在细胞分裂和生长成熟过程中，叶酸和维生素 B_{12} 是合成DNA的重要物质。促红细胞生成素（EPO）是红细胞生成的主要调节物。雄激素主要通过刺激EPO的产生而促进红细胞的生成，也可直接刺激骨髓促进红细胞的生成。当红细胞衰老时，红细胞变形能力减退而脆性增加，容易滞留在脾、骨髓和肝血窦内，被巨噬细胞所吞噬（称为血管外破坏），还有一部分衰老的红细胞在心血管中因机械冲击而破损（称为血管内破坏）。

四、白细胞

1. 白细胞的分类和计数 白细胞分为粒细胞和无粒细胞两类。粒细胞又根据所含嗜色颗粒的特殊性不同分为中性粒细胞、嗜酸性粒细胞和嗜碱性粒细胞。无粒细胞分为单核细胞和淋巴细胞。正常成人血液中白细胞数为（4.0～10.0）$\times 10^{9}$/L，其中中性粒细胞占50%～70%，嗜酸性粒细胞占0.5%～5%，嗜碱性粒细胞占0%～1%，淋巴细胞占20%～40%，单核细胞占3%～8%。

2. 白细胞的生理功能

（1）中性粒细胞 是血液中主要的吞噬细胞，可吞噬细菌、衰老的红细胞、抗原-抗体复合物和坏死的细胞等。

（2）嗜酸性粒细胞 主要作用是：①限制肥大细胞和嗜碱性粒细胞在速发型过敏反应中的作用；②参与对蠕虫的免疫反应。

（3）嗜碱性粒细胞 嗜碱性粒细胞胞质中的嗜碱性颗粒内含有肝素、组胺、嗜酸性粒细胞趋化因子 A 和过敏性慢反应物质等多种生物活性物质。

（4）单核细胞 单核细胞从骨髓进入血液仍然是未成熟的细胞。单核细胞在血液中循环2～3 天后进入组织，成为巨噬细胞。

（5）淋巴细胞 淋巴细胞在机体的特异性免疫应答反应过程中起着关键作用，分为 T 淋巴细胞和 B 淋巴细胞两类。T 淋巴细胞主要参与细胞免疫，B 淋巴细胞主要参与体液免疫。

五、血小板

1. 血小板的数量 正常成年人血液中血小板的数量为（100～300）$\times 10^9$/L。

2. 血小板的生理特性 ①黏附；②聚集；③释放；④收缩；⑤吸附。

3. 血小板的生理功能 ①维持血管内皮的完整性；②参与生理止血和血液凝固。

4. 血小板的破坏 衰老的血小板主要在脾中被巨噬细胞破坏。

六、血液凝固

血液从流动的液体状态变成不能流动的凝胶状态的过程，称为血液凝固或血凝，是生理止血过程的重要环节。凝血过程基本上是一系列蛋白质有限水解的生化酶促反应过程。大体上分为三个步骤：①凝血酶原激活物形成；②凝血酶形成；③纤维蛋白形成。

七、输血与血型

1. ABO 血型系统 分类依据是红细胞膜上特异性抗原的有无与种类。ABO 血型系统红细胞膜上有两种不同的抗原，分别称为 A 抗原和 B 抗原。

ABO 血型系统中的抗原和抗体

血型	红细胞膜上的抗原	血清中的抗体
A	A	抗 B
B	B	抗 A
AB	A 和 B	无
O	无	抗 A 和抗 B

2. Rh 血型系统 Rh 血型系统是在人类红细胞膜上与 ABO 血型同时存在的另一个重要血型系统。多数人红细胞膜上存在与恒河猴的红细胞同样的抗原。凡是红细胞能被这种抗恒河猴红细胞的抗血清凝集的为 Rh 阳性血型，不能被凝集的为 Rh 阴性血型。在人类的血清中不存在 Rh 血型的天然抗体，只有当 Rh 阴性的人接受 Rh 阳性的血液后，才会通过体液免疫产生抗 Rh 的免疫性抗体。Rh 的免疫性抗体属 IgG 抗体，相对分子质量小，能通过胎盘进入胎儿体内。

3. 输血原则　①输血前必须鉴定血型；②输血前必须进行交叉配血试验；③根据患者的实际需要采用成分输血。

习　题

一、名词解释

1. 血细胞比容

2. 悬浮稳定性

3. 生理性止血

4. 血液凝固

5. 血清

6. 血型

7. 等渗溶液

8. 红细胞沉降率（血沉）

9. 红细胞渗透脆性

10. 红细胞叠连

二、填空题

1. 血浆蛋白中主要参与形成血浆胶体渗透压的是__________，主要担负免疫功能的是__________。
2. 合成血红蛋白的基本原料是__________和__________，红细胞成熟过程中不可缺少的因子是__________和__________。
3. 正常成年男性的 Hb 含量为__________，女性为__________。
4. 正常成人白细胞总数为__________，其中中性粒细胞占__________，淋巴细胞占__________。
5. 血液凝固的过程包括__________、__________和__________三个基本阶段。

6. 交叉配血试验的主侧是指__________，次侧是指__________。
7. 血液置于抗凝管中离心沉淀后，可分为三层：上层为__________；下层为__________；中间一薄层灰白色为__________。
8. 正常成年人的血量约占体重的__________，其中大部分在心血管中流动，称为__________，小部分滞留在肝、脾、肺以及静脉等贮血库中，称为__________。
9. 红细胞脆性越小，说明红细胞对低渗溶液的抵抗力越__________，越不容易__________。
10. 正常人血浆的 pH 值为__________，血浆中的主要缓冲对有__________。
11. 血液凝固是一种__________反应，加温可使凝固过程__________。
12. ABO 血型系统将人类的血型分为__________、__________、__________、__________四种血型；Rh 血型系统将人类的血型分成__________和__________两种。

三、选择题

（一）A 型题

1. 血浆与组织液各种成分浓度的主要区别是（　　）
   A. Na^+
   B. K^+
   C. 蛋白质
   D. 血细胞
   E. 有机酸
2. 构成血浆晶体渗透压的主要成分是（　　）
   A. 白蛋白
   B. 葡萄糖
   C. NaCl
   D. KCl
   E. 球蛋白
3. 下列哪项不是血浆蛋白的生理功能（　　）
   A. 运输 O_2 和 CO_2
   B. 缓冲功能
   C. 参与生理止血
   D. 参与机体的免疫功能
   E. 维持血浆胶体渗透压
4. 全血的比重取决于（　　）
   A. NaCl 的浓度
   B. 渗透压的高低
   C. 白细胞的数量
   D. 血浆蛋白的含量
   E. 红细胞的数量
5. 血浆胶体渗透压的主要生理作用是（　　）
   A. 调节细胞内、外水平衡
   B. 维持红细胞正常形态
   C. 维持血管内、外电解质的含量
   D. 使水分通过毛细血管进入组织液
   E. 调节毛细血管内、外水分交换，维持血容量
6. 维持红细胞正常形态的重要因素是（　　）
   A. 组织液胶体渗透压
   B. 血浆胶体渗透压
   C. 血浆晶体渗透压
   D. 血浆白蛋白浓度
   E. 红细胞内血红蛋白含量
7. 与红细胞的许多生理特性有密切关系的是（　　）
   A. 红细胞的数量
   B. 血红蛋白的含量
   C. 红细胞的形态特点
   D. 红细胞的比容
   E. 红细胞的成熟
8. 当红细胞渗透脆性增加时（　　）
   A. 红细胞不易破裂
   B. 对高渗盐溶液抵抗力增强
   C. 对高渗盐溶液抵抗力降低
   D. 对低渗盐溶液抵抗力增强
   E. 对低渗盐溶液抵抗力降低
9. 红细胞沉降率加快主要是由于（　　）
   A. 红细胞比容增大

B. 血浆白蛋白含量增多
C. 血浆球蛋白含量增多
D. 血浆纤维蛋白原减少
E. 红细胞体积增大

10. 红细胞发生血管外破坏的主要场所是（　　）
A. 肾、肝血窦
B. 脾、肝血窦
C. 肾、脾
D. 胸腺、骨髓
E. 骨髓、淋巴结

11. 下例各项中，可引起小细胞低色素性贫血的是（　　）
A. 骨髓抑制
B. 肾衰竭
C. 长期慢性失血
D. 内因子缺乏
E. 脾功能亢进

12. 红细胞的主要功能是（　　）
A. 提供营养
B. 缓冲温度
C. 运输 O_2 和 CO_2
D. 运输激素
E. 提供铁

13. 人体造血的主要原料是（　　）
A. 铁和维生素 B_{12}
B. 维生素 B_{12} 和叶酸
C. 蛋白质和钙
D. 蛋白质和铁
E. 铁、蛋白质和维生素 B_6

14. 促进红细胞成熟的因子是（　　）
A. 蛋白质和铁
B. 促红细胞生成素
C. 内因子
D. 维生素 B_{12} 和叶酸
E. 雄激素

15. 中性粒细胞的主要功能是（　　）
A. 产生抗体
B. 吞噬异物
C. 参与止血
D. 释放组胺
E. 参与血液凝固

16. 下列细胞中吞噬能力最强的是（　　）
A. 单核巨噬细胞
B. 中性粒细胞
C. 淋巴细胞
D. 嗜酸性粒细胞
E. 嗜碱性粒细胞

17. 小血管损伤后止血栓正确定位于损伤部位是由于血小板的哪种生理特性（　　）
A. 黏附
B. 聚集
C. 释放
D. 收缩
E. 吸附

18. 血液凝固的本质是（　　）
A. 纤维蛋白溶解
B. 纤维蛋白的激活
C. 纤维蛋白原变为纤维蛋白
D. 血小板聚集与红细胞叠连
E. 因子Ⅷ的激活

19. 血清与血浆的主要区别在于血清缺乏（　　）
A. 纤维蛋白
B. 纤维蛋白原
C. 凝血因子
D. 血小板
E. Ca^{2+}

20. 肝素抗凝的主要机制是（　　）
A. 抑制凝血酶原的激活
B. 抑制因子Ⅹ的激活
C. 促进纤维蛋白吸附凝血酶
D. 增强抗凝血酶Ⅲ活性
E. 抑制血小板聚集

21. 纤溶酶的主要作用是（　　）
A. 激活激肽系统
B. 抑制激肽系统
C. 激活因子Ⅻ
D. 水解纤维蛋白原和纤维蛋白
E. 水解凝血酶及其因子Ⅴ、Ⅷ

22. 50 kg 体重的正常人，其血量为（　　）
A. 3.5～4.5 L
B. 3～4 L
C. 3.5～4 L
D. 3～3.5 L
E. 3～3.5 L
23. 通常所说的血型是指（　　）
A. 红细胞膜上受体的类型
B. 红细胞膜上特异性抗原的类型
C. 红细胞膜上特异性抗体的类型
D. 血浆中特异性抗原的类型
E. 血浆中特异性抗体的类型
24. 某人的血清中只含有抗 A 抗体，则该人的血型是（　　）
A. A 型
B. B 型
C. O 型
D. AB 型
E. Rh 型
25. A 型标准血清与 B 型血液混合时可发生（　　）
A. 血液凝固
B. 红细胞凝集
C. 红细胞收缩
D. 红细胞叠连
E. 无反应
26. 输血时主要考虑（　　）
A. 供血者红细胞不被受血者红细胞所凝集
B. 供血者血浆不使受血者血浆发生凝集
C. 供血者红细胞不被受血者血清所凝集
D. 供血者血浆不使受血者红细胞所凝集
E. 受血者红细胞不与其血浆发生凝集
27. 关于 Rh 血型系统的叙述，错误的是（　　）
A. 在人类与 ABO 血型系统同时存在
B. 抗原存在于红细胞表面
C. 我国大多数人为 Rh 阴性血型
D. 人的血清中不存在能和该抗原起反应的天然抗体
E. Rh 阴性者第一次接受 Rh 阳性的血液不会出现凝集反应
28. 某患者血浆蛋白低于 30 g/L，出现水肿，其主要原因是（　　）
A. 毛细血管通透性增加
B. 组织液胶体渗透压下降
C. 血浆胶体渗透压下降
D. 血浆晶体渗透压下降
E. 淋巴回流增加
29. 某患者血沉加快，若将该患者的红细胞置于正常人的血浆中，则血沉速度将（　　）
A. 正常
B. 下降
C. 增快
D. 无变化
E. 以上都不是
30. 某人的红细胞与 B 型血者的血清发生凝集，而其血清与 B 型血者的红细胞不发生凝集，分析此人的血型为（　　）
A. A 型
B. B 型
C. O 型
D. AB 型
E. Rh 阳性
31. 某患者在胃大部分切除后出现巨幼红细胞性贫血的原因是对哪项物质吸收障碍（　　）
A. 蛋白质
B. 叶酸
C. 铁
D. 脂肪
E. 维生素 B_{12}
32. 血小板减少的患者，皮肤黏膜常自发性出现出血点和紫癜，主要是由于（　　）
A. 不易形成止血栓
B. 血管不易收缩
C. 不能维持血管内皮的完整性
D. 血凝块回缩障碍
E. 血液凝固障碍

33. Rh阴性母亲，其胎儿若为Rh阳性，胎儿生后易患（　　）
A. 血友病
B. 白血病
C. 红细胞增多症
D. 新生儿溶血病
E. 巨幼红细胞性贫血
34. 关于输血原则，错误的是（　　）
A. 必须保证ABO血型相合
B. 输同型血经交叉配血试验主、次侧均不凝集为首选
C. 紧急情况下O型血者可少量缓慢接受其他型血液
D. AB型血的人可少量缓慢接受其他型血液
E. 反复输血的患者必须保证Rh血型相合

（二）B型题

A. 葡萄糖
B. NaCl
C. 球蛋白
D. 白蛋白
E. 纤维蛋白原
35. 血浆胶体渗透压主要来自（　　）
36. 血浆晶体渗透压主要来自（　　）
37. 与凝血功能有关的成分是（　　）
A. 嗜碱粒细胞
B. 嗜酸粒细胞
C. 单核-巨噬细胞
D. 淋巴细胞
E. 中性粒细胞
38. 急性细菌感染时，显著增多的是（　　）
39. 吞噬功能最强的白细胞是（　　）
40. 能释放组胺引起过敏症状的白细胞是（　　）
A. 增快
B. 减慢
C. 在正常范围内
D. 先不变，后增快
E. 先不变，后减慢
41. 将血沉快的红细胞放入正常人的血浆中，血沉将（　　）
42. 将正常人的红细胞放入血沉快者的血浆中，血沉将（　　）
A. 等渗溶液
B. 等张溶液
C. 等渗、等张溶液
D. 非等渗、非等张溶液
E. 高渗溶液
43. 0.9%NaCl溶液是（　　）
44. 20%葡萄糖溶液是（　　）
45. 1.9%尿素溶液是（　　）
A. 聚集
B. 黏着
C. 叠连
D. 凝集
E. 凝固
46. A型血红细胞与B型血血清相遇时，红细胞发生的变化是（　　）
47. 组织破损时，创面上血液发生的变化是（　　）
48. 红细胞悬浮稳定性差时，红细胞出现（　　）

四、问答题

1. 简述血浆渗透压的组成及其生理意义。

2. 简述白细胞的分类和计数。

3. 何谓交叉配血？如何看待交叉配血试验结果？

4. 何谓贫血？试分析引起贫血的可能原因有哪些。

5. ABO 血型系统分型的原则是什么？输血原则是什么？各型的输、受关系如何？

参考答案

一、名词解释

1. 血细胞比容：是指血细胞占全血容积的百分比值。
2. 红细胞的悬浮稳定性：指红细胞能稳定地悬浮于血浆中，不易下沉的特性。
3. 生理性止血：是指小血管破损后血液流出，经数分钟后出血自然停止的这种现象。
4. 血液凝固：是指血液由流动的液体状态变为不能流动的凝胶状态的过程。
5. 血清：是指血液凝固后 1～2 h，血凝块在血小板的作用下发生回缩并析出的淡黄色液体。
6. 血型：一般是指红细胞膜上特异性抗原的类型。

7. 等渗溶液：指渗透压与血浆渗透压相等的溶液。
8. 红细胞沉降率（血沉）：临床上将抗凝血液置于沉降管中，观察第一小时末血细胞上方出现的血浆层高度，以表示红细胞下沉的速率，称为红细胞沉降率，简称血沉。用魏氏法测定，成年男性为 0～15 mm/h，女性为 0～20 mm/h。
9. 红细胞渗透脆性：指红细胞在低渗溶液中发生膨胀破裂的特性。
10. 红细胞叠连：指红细胞彼此以凹面相贴重叠在一起的现象。

二、填空题

1. 白蛋白；球蛋白
2. 蛋白质；铁；维生素 B_{12}；叶酸
3. 120～160 g/L；110～150 g/L
4. （4.0～10.0）$\times 10^9$/L；50％～70％；20％～40％
5. 凝血酶原激活物形成；凝血酶形成；纤维蛋白形成
6. 供血者的红细胞与受血者的血清相混合；受血者的红细胞与供血者的血清相混合
7. 血浆；红细胞；白细胞和血小板
8. 7％～8％；循环血量；储存血量
9. 大；破裂
10. 7.35～7.45；$NaHCO_3/H_2CO_3$
11. 酶促化学；加快
12. A 型；B 型；AB 型；O 型；Rh 阳性血型；Rh 阴性血型

三、选择题

（一）A 型题

1. C　2. C　3. A　4. E　5. E　6. C　7. C　8. E　9. C　10. B　11. C　12. C　13. D
14. D　15. B　16. A　17. A　18. C　19. B　20. D　21. D　22. C　23. B　24. B　25. B
26. C　27. C　28. C　29. A　30. D　31. E　32. C　33. D　34. C

（二）B 型题

35. D　36. B　37. E　38. E　39. C　40. A　41. C　42. A　43. C　44. E　45. A
46. D　47. E　48. C

四、问答题

1. 血浆渗透压由血浆中的晶体物质形成的晶体渗透压和血浆蛋白形成的胶体渗透压组成。血浆晶体渗透压保持相对稳定，对维持细胞内、外水的平衡和细胞的正常体积十分重要。当细胞外液晶体渗透压降低时，水将移入细胞，可引起细胞肿胀，甚至破裂；当细胞外液晶体渗透压升高时，水将从细胞内移出，而导致细胞皱缩。血浆胶体渗透压保持相对稳定，对维持正常的血浆容量和调节血管内、外水的平衡起着重要的作用。当血浆蛋白降低时，血浆胶体渗透压下降，使组织液滞留于血管外，引起组织水肿和血浆容量降低。
2. 根据白细胞胞质中有无特殊性嗜色颗粒，将白细胞分为粒细胞和无粒细胞两类。粒细胞又根据所含嗜色颗粒的特殊性不同分为中性粒细胞、嗜酸性粒细胞和嗜碱性粒细胞。无粒细胞分为单核细胞和淋巴细胞。正常成人血液中白细胞数为（4.0～10.0）$\times 10^9$/L，其中中性粒细胞占50%～70%，嗜酸性粒细胞占0.5%～5%，嗜碱性粒细胞占0%～1%，淋巴细胞占20%～40%，单核细胞占3%～8%。

3. 将供血者的红细胞与血清分别与受血者的血清和红细胞混合，观察有无凝集反应，这个试验称为交叉配血试验。交叉配血是确定能否输血的重要依据。如果交叉配血试验的主侧和次侧都不发生凝集反应，则为配血相合，可以进行输血；如果主侧发生了凝集反应，则为配血不合，受血者不能接受该供血者的血液；如果主侧不发生凝集反应，而次侧发生了凝集反应（见于将O型血输给其他血型的受血者或AB型受血者接受其他血型的血液），则只能在紧急情况下进行输血，但输血的速度要缓慢，输血的量不能太多，并在输血过程中严密监视受血者的情况，如发生输血反应，应立即停止输血。

4. 外周血液中红细胞数或血红蛋白含量低于正常范围，称为贫血。引起贫血的主要原因有：①造血原料缺乏，如人体缺铁，引起缺铁性贫血。②红细胞成熟因子缺乏，如人体缺乏叶酸，引起巨幼红细胞性贫血。③内因子缺乏，引起巨幼红细胞性贫血。④骨髓造血功能受抑制，引起再生障碍性贫血。⑤某些肾病患者，因合成促红细胞生成素障碍，引起肾性贫血。⑥脾功能亢进，红细胞的破坏增多，引起脾性贫血。

5. ABO血型系统分型原则是：血液根据红细胞膜上特异性抗原的种类与有无来划分血型。在ABO血型系统中，红细胞膜上仅有A抗原为A型；红细胞膜上仅有B抗原为B型；红细胞膜上有A和B抗原为AB型；红细胞膜上无A和B抗原为O型。

输血原则为：以供血者的红细胞不被受血者的血清所凝集为原则。

ABO血型的输、受关系：①同型血相输；②O型血可少量输给其他血型；③AB型血可少量接受其他型血。

异型输血的条件为：血源困难；输血量少；密切观察；缓慢输入；不能反复。

（张掖医学高等专科学校 王 锦）

第四章　血液循环

学习要点

一、心肌细胞的生物电现象

心肌细胞根据其解剖生理学特点分为两类：一类是工作肌细胞，属于非自律细胞；另一类是特殊分化了的心肌细胞，属于自律细胞。

1. 心室肌细胞的跨膜电位及形成机制　心室肌细胞静息电位约－90 mV，是由于K^+外流产生的电-化学平衡电位。

心室肌细胞动作电位分为去极和复极两个过程、5个时期：①0期：由Na^+内流引起。②1期：由K^+外流引起。③2期：又称平台期，是心肌细胞动作电位的主要特征，也是心肌细胞动作电位时程较长的主要原因。其产生机制是由于K^+外流和Ca^{2+}内流的电荷几乎相等。④3期：由K^+外流引起。⑤4期：Na^+-K^+泵活动，恢复细胞内、外的离子分布。

2. 窦房结P细胞跨膜电位及产生机制　窦房结P细胞动作电位有以下特征：由0期去极化、3期复极化和4期自动去极化构成，没有明显的1、2期；0期去极化速度慢、幅度小；3期复极化达到最大舒张电位后，膜电位不稳定，能自动去极化，这是自律细胞动作电位最主要的特征，也是自律细胞具备自动节律性的基础。

窦房结P细胞动作电位的产生机制是：①0期：由Ca^{2+}内流引起；②3期：由K^+外流引起；③4期自动去极的形成是由于K^+外流的进行性衰减和Na^+内流的进行性增强以及Ca^{2+}内流，内向电流超过外向电流。

二、心肌的生理特性

1. 自动节律性　心肌自律细胞具有在没有外来刺激的情况下，自动地发生节律性兴奋的能力或特性，称自动节律性。窦房结的自律性最高，为心脏的正常起搏点。以窦房结为起搏点的心跳节律，称为窦性心律。

4期自动去极化速度和阈电位与最大复极电位的差值影响自律性。4期自动去极速度越快，自律性越高。阈电位与最大复极电位的差值越小，自律性越高。

2. 兴奋性　指心肌具有对刺激产生动作电位的能力。

(1) 心肌兴奋性的周期性变化　心肌细胞受到刺激产生兴奋后，其兴奋性要经历以下变化：①有效不应期：从动作电位0期去极化开始至3期复极化膜内电位恢复到－60 mV这段时间内，由于Na^+通道处于失活状态，无论多强的刺激，都不会产生动作电位，心肌兴奋性为0。②相对不应期：3期复极化膜内电位－60 mV至－80 mV这段时间内，由于Na^+通道大部分已复活，用阈上刺激可引起动作电位，兴奋性低于正常。③超常期：3期复极化膜内电位－80 mV至－90 mV这段时间内，由于Na^+通道基本复活，而膜电位离阈电位距离近，故用阈下刺激即可引起动作电位，兴奋性高于正常。

（2）心肌兴奋性变化特点与收缩活动的关系　心肌细胞的有效不应期特别长，包含了整个收缩期及舒张早期。因此心肌不会产生强直收缩，而是收缩与舒张交替进行，有利于心脏射血和充盈活动的正常进行。

心肌在有效不应期之后，下次窦房结冲动传来之前，如果受到一次额外刺激，将使心肌提前产生一次兴奋和收缩，称为期前收缩（早搏）。紧随期前收缩之后出现的较长的舒张期称为代偿间歇。

（3）影响兴奋性的因素　静息电位与阈电位的差值变小，兴奋性增高。反之，兴奋性降低。另外，Na^+ 通道是否处于备用状态，决定心肌细胞是否具有兴奋性，处于备用状态 Na^+ 通道的多少，影响兴奋性的高低。

3. 传导性　指心肌细胞具有传导兴奋的能力。

窦房结→优势传导通路→房室交界→房室束及左右束支→浦肯野纤维→心室肌

↓　　　　↑　　　　（房室延搁）

左、右心房肌—┘

房室交界是兴奋由心房传向心室的唯一通路。但其传导速度慢，占时长，称房室延搁。房室延搁使心房、心室不致产生重叠收缩，有利于心室的血液充盈和射血。

心肌细胞的直径、动作电位 0 期去极化速度和幅度、邻近部位膜的兴奋性会影响传导速度。

4. 收缩性　与骨骼肌细胞相比，心肌细胞收缩具有以下特点：①对细胞外液中 Ca^{2+} 浓度依赖性大；②呈同步收缩，具有“全或无”的特点；③不发生强直收缩。

三、心动周期与心率

心房或心室每收缩和舒张一次称为一个心动周期。每分钟心动周期的次数（心跳的次数）称为心率。正常成人安静时，心率为 60～100 次/分，平均 75 次/分。

四、心脏射血与充盈的过程

1. 等容收缩期　心室开始收缩→室内压↑→房内压＜室内压＜动脉压→房室瓣关闭，动脉瓣未开放→无血液进出心室→心室容积不变。

2. 射血期　心室继续收缩→室内压↑↑→房内压＜室内压＞动脉压→动脉瓣打开→血液由心室射入动脉→心室容积缩小。

3. 等容舒张期　心室舒张→室内压↓→房内压＜室内压＜动脉压→动脉瓣关闭、房室瓣未开放→无血流进出心室→心室容积不变。

4. 充盈期　心室继续舒张→室内压↓↓→房内压＞室内压＜动脉压→房室瓣开放→血液由心房进入心室→心室容积扩大。

五、心脏功能的评价

1. 每搏输出量与射血分数　一次心搏由一侧心室射出的血量，称每搏输出量。左、右心室的每搏输出量基本相等，成人安静时约 70 ml。搏出量占心室舒张末期的容积百分比，称射血分数。安静状态下，健康成人的射血分数为 55%～65%。

2. 每分心输出量与心指数　每分钟一侧心室射出的血量，称每分输出量，简称心输出量。心输出量＝搏出量×心率，正常成人静息时的心输出量为 5～6 L/min。每平方米体表面积计算出的心输出量，称为心指数，为 3.0～3.5 L/（min・m^2）。

3. 心脏做功　左心室一次收缩所做的功，称每搏功，它包括心室以一定的压力将血液射入主动脉所做的压力-容积功和推动血液流动的动力功两部分。每分功＝每搏功×心率。

4. 心力贮备　指心输出量随机体代谢的需要而增加的能力。心力贮备取决于心率贮备和搏出量贮备。健康成人最大的心输出量可达静息时的 5～6 倍。

六、影响心输出量的因素

- 心输出量
  - 搏出量
    - 前负荷：在一定限度内，静脉回心血量越多，搏出量越多（异长调节）
    - 后负荷：动脉血压升高，搏出量减少
    - 心肌收缩能力：心肌收缩能力强，搏出量多（等长调节）
  - 心率　在一定范围内心率加快，心输出量增加。但心率过快，输出量反而减少

七、心音

在心动周期中，由于心脏的机械活动而产生的声音，称心音。用听诊器听取心音时，一般可听到第一心音和第二心音。

	第一心音	第二心音
特点	音调低，持续时间长	音调高，持续时间短
产生原因	房室瓣关闭等	动脉瓣关闭等
标志	心室开始收缩	心室开始舒张
听取部位	心尖部	主动脉瓣、肺动脉瓣听诊区

八、心电图

将引导电极置于人体表面的一些部位，记录出来的心脏电变化曲线，称为心电图。正常典型心电图包括以下波段：

（1）P 波　反映两心房去极化过程。

（2）QRS 波群　反映左、右两心室去极化过程的电位变化。

（3）T 波　反映两心室复极过程的电位变化。

（4）P-R 间期　指从 P 波起点到 QRS 波起点之间的时间，代表心房开始兴奋到心室开始兴奋所需的时间。

（5）S-T 段　指从 QRS 波终点到 T 波起点之间的线段。

（6）Q-T 间期　从 QRS 波起点到 T 波终点的时间。反映心室开始兴奋到复极完毕所需的时间。

九、各类血管的功能特点

主动脉和大动脉扩张性和弹性大，具有缓冲动脉血压的作用，称为弹性贮器血管；中动脉将血液输送到各器官、组织，称为分配血管；小动脉和微动脉口径小、阻力大，称为阻力

血管；毛细血管管壁薄、通透性大，是实现物质交换的主要场所，称为交换血管；静脉血管容量大且易扩张，称为容量血管。

十、血液在血管内流动的基本规律

1. 血流量、血流阻力和血压之间的关系

$$Q=\Delta P/R$$

Q 指血流量，在整个循环系统，Q 相当于心输出量，对一个器官而言，Q 指该器官的血流量；R 指血流阻力，$R=8\eta L/\pi r^4$；ΔP 指血压差，血压指血管内流动的血液对血管壁的侧压力。

十一、动脉血压与脉搏

1. 动脉血压的概念及正常值　动脉内的血液对血管壁的侧压力称为动脉血压；一个心动周期中，心室收缩射血，动脉血压上升达到最高值，称收缩压（100～120 mmHg）；心室舒张，动脉血压下降到最低值，称舒张压（60～80 mmHg）；收缩压与舒张压之差称脉压（30～40 mmHg）；在一个心动周期中，各瞬间动脉血压的平均值称为平均动脉压（约100 mmHg），它约等于舒张压＋1/3 脉压。

保持动脉血压相对稳定具有重要的生理意义，动脉血压过高或过低都将对机体造成危害。

2. 动脉血压的形成　心血管系统内有足够的血液充盈是动脉血压形成的前提条件；心室收缩射血和血液流动时遇到的外周阻力是形成动脉血压的根本原因。

3. 影响动脉血压的因素

动脉血压
- 前提条件——循环血量/血管容量：比值升高，则血压升高；反之，则下降
- 根本因素
  - 心脏射血
    - 搏出量：搏出量增大，血压升高，主要升高收缩压
    - 心率：心率加快，血压升高，主要影响舒张压
  - 外周阻力：外周阻力增大，血压升高，主要影响舒张压
- 缓冲因素——大动脉管壁的弹性：缓冲动脉血压，使收缩压不致过高，舒张压不致过低

4. 动脉脉搏　在每个心动周期中，由于心脏的收缩与舒张，动脉内的压力和容积也发生周期性变化，引起管壁搏动，称为动脉脉搏。

十二、静脉血压与血流

1. 中心静脉压　将右心房或胸腔内大静脉的血压称为中心静脉压（CVP）。正常成人为4～12 cm H_2O。中心静脉压的高低取决于心脏泵血能力和静脉回心血量之间的关系。临床上测定中心静脉压可作为观察心血管功能和控制补液速度与量的指标。

2. 影响静脉血液回流的因素

（1）心脏收缩力　心脏收缩力强，CVP 降低，静脉回流量多。

（2）体循环平均充盈压　促进静脉血液回流。

（3）体位改变　平卧时，有利于静脉血液回流。站立时，腹腔、下肢静脉血液回流减慢。

（4）呼吸运动　吸气时，胸膜腔负压增大，CVP 降低，促进静脉回流。

（5）骨骼肌的挤压作用　骨骼肌的交替收缩与舒张，对静脉回流起泵的作用。

十三、微循环

微动脉与微静脉之间的血液循环，称为微循环。典型的微循环由七部分组成，有三条血流通路：①迂回通路是实现物质交换的主要场所；②直捷通路使一部分血液及时通过微循环返回心脏；③动-静脉短路可能与体温调节有关。

微循环主要受局部代谢产物的调节，局部代谢产物可以使毛细血管前括约肌舒张，开放真毛细血管。

十四、组织液的生成与淋巴循环

1. 组织液生成的机制　血浆经毛细血管壁滤过生成组织液，同时又可通过重吸收回到毛细血管。滤过动力与重吸收动力之差，称为有效滤过压。有效滤过压＝（毛细血管血压＋组织液胶体渗透压）－（血浆胶体渗透压＋组织液静水压）。

2. 影响组织液生成与回流的因素　凡能影响有效滤过压和毛细血管壁通透性的因素，均可影响组织液的生成与回流。包括毛细血管血压、血浆胶体渗透压、毛细血管壁通透性、淋巴回流。组织液生成过多或回流受阻，均可造成组织水肿。

3. 淋巴循环　组织液进入毛细淋巴管形成淋巴液，淋巴液经一系列淋巴管道最后归入血液。淋巴循环有以下功能：①调节血浆与组织液之间的液体平衡；②回收蛋白质；③运输脂肪及其它营养物质；④清除组织中的红细胞、细菌及其他异物，起防御功能。

十五、心血管活动的调节

人体通过神经和体液因素调节心脏和各部分血管的活动，协调各器官之间血流量的分配，以满足不同器官组织在不同情况下对血流量的需要。

1. 神经调节

（1）心脏的神经支配及作用　心脏受交感神经和副交感神经的双重支配。心交感神经节后纤维释放去甲肾上腺素作用于心肌细胞膜上的β受体，产生正性变时、正性变传导和正性变力作用。该作用可被β受体阻断剂普萘洛尔（心得安）所阻断。

心迷走神经节后纤维释放乙酰胆碱作用于心肌细胞膜上的M受体，产生负性变时、负性变传导、负性变力作用。该作用可被M受体阻断剂阿托品阻断。

（2）血管的神经支配及作用　支配血管的神经纤维分为缩血管神经纤维和舒血管神经纤维两类。绝大多数血管只接受缩血管神经纤维的单一支配。交感缩血管神经纤维兴奋时，其节后纤维释放去甲肾上腺素，作用于血管平滑肌上的α受体，引起血管平滑肌收缩。当交感缩血管神经传出冲动降低时，血管舒张。

（3）心血管中枢　在中枢神经系统内，与调节心血管反射活动有关的神经元集中的部位，称为心血管中枢。心血管基本中枢位于延髓。延髓心血管中枢按功能划分为心迷走中枢、心交感中枢和交感缩血管中枢。它们分别通过心迷走神经、心交感神经和交感缩血管神经调节心脏和血管的作用。

（4）心血管反射　心血管反射较多，重要的有以下两种：

颈动脉窦、主动脉弓压力感受性反射：又称减压反射。该反射属于负反馈调节，其生理意义在于维持动脉血压的相对稳定。其反射过程如下：

血压↑——→颈动脉窦、主动脉弓、压力感受器（+）$\xrightarrow[\text{迷走神经}]{\text{舌咽神经}}$
- 心迷走中枢（+）——心迷走神经↑→心率↓
- 心交感中枢（−）——心交感神经↓→心收缩力↓
- 交感缩血管中枢（−）——交感缩血管神经↓→血管舒张

→心输出量↓、→外周阻力↓ → 血压↓

颈动脉体、主动脉体化学感受性反射：颈动脉体、主动脉体能感受血液中某些化学成分（PCO_2、PO_2、H^+）的变化，当 PCO_2↑、PO_2↓、$[H^+]$↑时，感受器兴奋，通过舌咽神经和迷走神经传入，兴奋延髓呼吸中枢，使呼吸加深加快；在低氧、休克等应激情况下，也可兴奋心血管中枢，使心率加快，心输出量增加，血压升高，皮肤、腹腔内脏、骨骼肌血管收缩，保证心、脑等重要脏器供血。

2. 体液调节

（1）肾上腺素和去甲肾上腺素　肾上腺素与去甲肾上腺素主要来自肾上腺髓质，在化学结构上都属于儿茶酚胺类激素。由于两种激素与 α 和 β 受体的结合能力不同，故它们对心血管的作用既有共同点，又各有特点优势。

	肾上腺素	去甲肾上腺素
对心脏	与 β_1 受体结合，产生正性作用，使心输出量增加，血压升高	对心脏的直接作用是兴奋，在整体由于有显著的升压作用，通过减压反射使心率减慢
对血管	使 α 受体占优势的血管（皮肤、内脏血管）收缩，使 β_2 受体占优势的血管（骨骼肌、肝和冠状动脉血管）舒张；使血液发生重新分配，总外周阻力变化不大	激活 α 受体，使全身大部分血管收缩，外周阻力增大，血压明显升高
用途	强心剂	升压药

（2）其他体液因素　①血管紧张素：特别是血管紧张素Ⅱ具有收缩血管的作用。②血管升压素：生理剂量具有抗利尿作用，大剂量可使血管强烈收缩。③心房钠尿肽，具有排钠、利尿，降低血容量，舒张血管，降低外周阻力，抑制肾素和醛固酮分泌的作用。④组胺、前列腺素 E_2 和 I_2 具有舒血管等作用。

十六、器官循环

1. 冠状动脉循环的特点　冠状动脉循环途径短、压力高、流速快；血流量大、摄氧率高。由于心室肌收缩的挤压作用，血流存在断续性。冠状动脉血流量主要受心肌代谢水平的调节，心肌代谢产物腺苷是最重要的舒血管物质。

2. 脑循环的特点　脑循环血流量大、耗氧多；血流量比较恒定，变化小。动脉血压在 60～140 mmHg 的范围内，脑血管可以通过自身调节机制使脑血流量保持相对稳定。

3. 肺循环的特点　肺循环阻力小、血压低、无组织液生成。肺的血容量变化大，为机体的“贮血库”。

习　题

一、名词解释

1. 血液循环

2. 心动周期

3. 自动节律性

4. 窦性心律

5. 有效不应期

6. 期前收缩

7. 代偿间歇

8. 房室延搁

9. 心音

10. 每搏输出量

11. 射血分数

12. 心输出量

13. 心指数

14. 心力贮备

15. 血压

16. 动脉血压

17. 收缩压

18. 舒张压

19. 脉压

20. 中心静脉压

21. 动脉脉搏

22. 微循环

23. 血-脑屏障

二、填空题

1. 心室肌细胞动作电位由__________和__________两个过程组成，通常将此过程分为__________、__________、__________、__________和__________共五个时期。
2. 心肌细胞的生理特性有__________、__________、__________和__________。
3. 形成心室肌细胞动作电位平台期的外向电流是__________外流，内向电流主要是__________内流。
4. 窦房结细胞动作电位 0 期去极化的内向电流是由__________负载的，而快反应细胞 0 期的去极化是由__________内流引起的。
5. 决定和影响自律性的因素有__________、__________和__________。
6. 心电图的 P 波，反映左、右两心房的__________过程，QRS 波群代表左、右两心室的__________过程，T 波反映心室__________过程的电位变化。
7. 等容收缩期期间，当室内压升高超过主动脉压时，才能使__________瓣开启而转入__________期，因此，等容收缩期时程的长短主要取决于__________和__________。
8. 心室舒张的前 0.4 s 期间，心房也处于舒张期，这一时期称为__________。
9. 心室舒张末期血液的总充盈量是__________和__________的总和。
10. __________的高低主要反映每搏输出量的多少；而__________的高低主要反映外周阻

力的大小。

11. 右心衰竭时，中心静脉压__________，静脉回心血量__________。

12. 肾疾病导致大量蛋白尿时，使血浆胶体渗透压__________，造成毛细血管中有效滤过压__________，组织液生成__________。

13. 心迷走神经兴奋时，其节后纤维末梢释放的递质是__________，作用于心肌细胞膜上的__________受体，可导致心率__________，兴奋经房室交界传导速度__________，心肌收缩力__________。这种作用可被__________所阻断。

14. 心交感神经兴奋时，其节后纤维末梢释放的递质是__________，作用于心肌细胞膜上的__________受体，可导致心率__________，兴奋经房室交界传导速度__________，心肌收缩力__________。这种作用可被__________所阻断。

15. 压力感受性反射是一种典型的__________反馈调节机制，它的生理意义在于__________。

16. 调节冠状动脉血流量的各种因素中，最重要的是__________。

17. 心室肌细胞一次兴奋过程中，其兴奋性发生周期性的变化，可依次分为__________、__________和__________。

18. 房室压力差是血液由心房流入心室的动力，其形成主要依靠____________________作用，而并非__________的收缩。

三、选择题

(一) A 型题

1. 关于动脉血压的叙述中，正确的是（　　）
   A. 心室收缩时，血液对动脉管壁的侧压强，称为收缩压
   B. 平均动脉压是收缩压和舒张压的平均值
   C. 主动脉血压和左心室内压的变动幅度是相同的
   D. 其他因素不变时，心率加快使脉压增大
   E. 男女性的动脉血压均随年龄的增长而逐渐降低

2. 正常人心率＞180 次/分时，心输出量减少的原因主要是哪一时相缩短（　　）
   A. 快速充盈期
   B. 减慢充盈期
   C. 等容收缩期
   D. 减慢射血期
   E. 房缩期

3. 心室肌细胞动作电位的 2 期复极的离子基础是（　　）
   A. Na^+ 内流，K^+ 外流
   B. K^+ 外流，Cl^- 内流
   C. K^+ 外流，Ca^{2+} 内流
   D. Na^+ 外流，K^+ 内流
   E. K^+ 内流，Ca^{2+} 外流

4. 下列哪一心音可作为心室舒张期开始的标志（　　）
   A. 第一心音
   B. 第二心音
   C. 第三心音
   D. 第四心音
   E. 主动脉，二尖瓣关闭音

5. 心指数是指在空腹、静息条件下的（　　）
   A. 心输出量/体表面积
   B. 心输出量/体重
   C. 心输出量/身高
   D. 每搏心输出量/心输出量
   E. 心输出量/心室充盈血量

6. 关于中心静脉压的叙述错误的是（　　）
   A. 指右心房和胸腔内大静脉的血压
   B. 正常变动范围为 4～12 cm H_2O (0.392～1.18 kPa)
   C. 是反映心血管功能的又一指标

D. 心脏射血能力较强，中心静脉压就会较高

E. 中心静脉压偏低，常提示输液量不足

7. 心动周期中，左室内压升高速率最快的时相在（ ）

A. 心房收缩期

B. 等容收缩期

C. 快速射血期

D. 减慢射血期

E. 快速充盈期

8. 动脉血压突然升高时，能引起（ ）

A. 窦神经传入冲动减少

B. 心迷走中枢抑制

C. 心迷走中枢兴奋

D. 交感缩血管中枢兴奋

E. 心交感中枢兴奋

9. 心室肌细胞区别于神经或骨骼肌细胞动作电位的主要时期是（ ）

A. 0 期

B. 1 期

C. 2 期

D. 3 期

E. 4 期

10. 心肌的异长调节通过改变下列哪个因素调节心脏的泵血功能（ ）

A. 肌小节初长度

B. 肌钙蛋白活性

C. 肌质游离 Ca^{2+} 浓度

D. 心肌收缩能力

E. 横桥 ATP 酶活性

11. 关于肾上腺素和去甲肾上腺素的叙述，错误的是（ ）

A. 两者在化学结构上都属于儿茶酚胺

B. 肾上腺素可使心输量增加

C. 小剂量肾上腺素可引起骨骼肌血管舒张

D. 去甲肾上腺素可升高血压

E. 去甲肾上腺素可使心率加快

12. 心肌不产生完全强直收缩是由于（ ）

A. 心肌是功能合胞体

B. 兴奋传导有房室延搁

C. 窦房结对潜在起搏点有抑制作用

D. 有效不应期特别长

E. 收缩期较短

13. 关于心肌兴奋性的叙述错误的是（ ）

A. 静息电位绝对值减小时，兴奋性增高

B. 阈电位下移，兴奋性增高

C. 当血钙升高时，可导致兴奋性下降

D. 从去极相开始到复极达－55 mV 这一期间内，兴奋性等于零

E. 与钠通道的状态无关

14. 心肌异长调节是由于下列哪项发生了变化（ ）

A. 粗、细肌丝重叠数目

B. 横桥 ATP 酶活性

C. 胞质游离 Ca^{2+} 浓度

D. 肌钙蛋白对 Ca^{2+} 亲和力

E. 肌动蛋白活性

15. 迷走神经兴奋可使心脏（ ）

A. 心率减慢、传导减慢、心房肌不应期缩短

B. 心率加快、传导减慢、心房肌不应期缩短

C. 心率加快、传导加快、心房肌不应期缩短

D. 心率减慢、传导减慢、心房肌不应期延长

E. 心率减慢、传导加快、心房肌不应期缩短

16. 窦房结 P 细胞动作电位 0 期去极的离子基础是（ ）

A. Ca^{2+} 内流

B. Na^{+} 内流

C. K^{+} 内流

D. Ca^{2+} 外流

E. K^{+} 外流

17. 下列哪项可引起心率减慢（ ）

A. 交感活动增强

B. 迷走活动增强

C. 肾上腺素
D. 甲状腺激素
E. 发热

18. 心交感神经末梢释放的递质是（　　）
A. 组胺
B. 乙酰胆碱
C. 肾上腺素
D. 去甲肾上腺素
E. 血管紧张素

19. 关于静脉回心血量及其影响因素的叙述错误的是（　　）
A. 体循环平均充盈压降低，静脉回心血量减少
B. 右心衰竭时，回心血量大大减少
C. 长久站立不动，也会导致回心血量减少
D. 肌肉维持在紧张收缩状态，静脉回流会增加
E. 深吸气会使回心血量增加

20. 在正常心电图的波形中偶然出现的是（　　）
A. P 波
B. Q 波
C. R 波
D. T 波
E. u 波

21. 正常调节每搏输出量多少的决定因素是（　　）
A. 心肌收缩力
B. 静脉回心血量
C. 动脉血压
D. 静脉血压
E. 心率

22. 心动周期中左心室容积最大的时期是（　　）
A. 快速射血期末
B. 快速充盈期末
C. 减慢射血期末
D. 减慢充盈期末
E. 心房收缩期末

23. 关于心肌自律性的叙述错误的是（　　）
A. 正常人窦房结自律性最高
B. 正常时浦肯野纤维自律性最低
C. 心肌自律性的基础是 4 期自动去极化
D. 正常心脏的起搏点是窦房结
E. 所有特殊传导系统中的细胞都有自律性

24. 关于缩血管神经纤维的叙述错误的是（　　）
A. 都属于交感神经纤维
B. 去甲肾上腺素与 α 肾上腺素受体结合，可导致血管平滑肌收缩
C. 去甲肾上腺素与 β 肾上腺素受体结合，可导致血管平滑肌舒张
D. 兴奋时，引起缩血管效应
E. 体内几乎所有的血管都受交感缩血管纤维和副交感舒血管纤维双重支配

25. 收缩压主要反映（　　）
A. 心率快慢
B. 外周阻力大小
C. 搏出量多少
D. 大动脉顺应性
E. 小动脉、小静脉口径

26. 心室肌有效不应期的长短主要取决于（　　）
A. 动作电位 0 期去极化速度
B. 阈电位水平高低
C. 动作电位 2 期时程
D. 钠泵功能
E. 动作电位传导速度

27. 肾病综合征时，导致组织水肿的原因是（　　）
A. 毛细血管血压升高
B. 血浆胶体渗透压降低
C. 组织液胶体渗透压增高
D. 淋巴回流受阻
E. 毛细血管壁通透性增加

28. 正常心室肌细胞的静息电位约为（　　）
A. −40 mV

B. −50 mV
C. −70 mV
D. −90 mV
E. −110 mV

29. 心肌的等长调节通过改变下列哪个因素调节心脏的泵血功能（　　）
A. 肌小节初长度
B. 肌钙蛋白活性
C. 肌质游离 Ca^{2+}
D. 心肌收缩力
E. 横桥 ATP 酶活性

30. 下列哪种过程与 Ca^{2+} 内流无关（　　）
A. 慢反应细胞 4 期自动去极化
B. 快反应细胞 2 期复极化
C. 慢反应细胞 0 期去极化
D. 快反应细胞 1 期复极化
E. 快反应细胞平台期

31. 交感缩血管神经节后纤维释放的递质是（　　）
A. 肾上腺素
B. 去甲肾上腺素
C. 乙酰胆碱
D. γ-氨基丁酸
E. 血管紧张素

32. 窦房结作为心脏的正常起搏点是因为（　　）
A. 0 期去极化速度最快
B. 4 期自动去极化速度最快
C. 静息电位水平最低
D. 没有明显的平台期
E. 有最大舒张电位

33. 心室肌细胞动作电位的 0 期去极化是由于何种通道开放（　　）
A. Na^+
B. Cl^-
C. Ca^{2+}
D. K^+
E. Mg^{2+}

34. 心室肌细胞动作电位持续时间长的主要原因是（　　）
A. 0 期去极化时程长
B. 1 期复极化时程长
C. 2 期复极化时程长
D. 3 期复极化时程长
E. 4 期复极化时程长

35. 组织液的生成主要取决于（　　）
A. 动脉血压
B. 静脉血压
C. 组织液静水压
D. 血浆胶体渗透压
E. 有效滤过压

36. 减压反射的生理意义是（　　）
A. 降低动脉血压
B. 升高动脉血压
C. 减弱心血管活动
D. 加强心血管活动
E. 维持动脉血压相对恒定

37. 与心室肌细胞相比，浦肯野细胞动作电位的主要特征是（　　）
A. 平台期时程长
B. 幅值大
C. 4 期膜电位稳定
D. 4 期自动去极化
E. 0 期去极化速度快

38. 下述形成心室肌细胞动作电位的离子基础中，错误的是（　　）
A. 0 期主要是 Na^+ 内流
B. 1 期主要是 Cl^- 外流
C. 2 期主要是 K^+ 外流和 Ca^{2+} 内流
D. 3 期主要是 K^+ 外流
E. 4 期有 K^+ 内流

39. 有关心动周期的叙述，哪项是错误的（　　）
A. 是指心脏机械活动周期
B. 如心率为 75 次/分，心动周期历时 0.8 s
C. 房缩期为 0.1 s，室缩期为 0.3 s，全心舒张期为 0.4 s
D. 心率增快，心动周期缩短
E. 心动周期缩短时，收缩期与舒张期

均等缩短

40. 不会导致组织水肿的因素是（ ）
A. 毛细血管血压升高
B. 血浆胶体渗透压升高
C. 静脉回流受阻
D. 淋巴回流受阻
E. 组织液胶体渗透压升高

41. 老年人动脉管壁硬化，大动脉的弹性贮器作用减弱引起（ ）
A. 收缩压降低
B. 脉压降低
C. 脉压增大
D. 舒张压升高
E. 收缩压、舒张压都升高

42. 从房室瓣关闭到动脉瓣开放的间隔期相当于（ ）
A. 房缩期
B. 等容收缩期
C. 射血期
D. 室缩期
E. 等容舒张期

43. 肾上腺素对搏出量进行大幅度调节的主要机制是引起（ ）
A. 静脉回流血量变化
B. 心肌肌小节初长度变化
C. 心肌收缩能力变化
D. 心室舒张末期压变化
E. 心室舒张末期容量变化

44. 动脉血压升高可引起（ ）
A. 心室收缩期延长
B. 等容收缩期延长
C. 心室射血期延长
D. 心室舒张期延长
E. 心房收缩期延长

45. 房室瓣开始开放的原因是（ ）
A. 心室舒张，室内压低于动脉压
B. 心房收缩，房内压高于室内压
C. 心室舒张，室内压低于心房压
D. 心房舒张，房内压下降
E. 心室收缩，室内压下降

46. 在心肌状态和大动脉压力保持恒定的情况下，在一定范围内增加静脉回流量可以增加心室肌的（ ）
A. 前负荷
B. 后负荷
C. 搏功
D. 代谢率
E. 前负荷和后负荷

47. 关于影响动脉血压的因素，叙述错误的是（ ）
A. 心脏每搏输出量增大，收缩期动脉血压的升高更为明显
B. 心率减慢时，脉压减小
C. 舒张压的高低主要反映外周阻力的大小
D. 老年人的动脉管壁硬化可致脉压增大
E. 循环血量不变而血管系统容量增大，会造成动脉血压下降

48. 促进静脉血液回流的因素是（ ）
A. 心迷走神经兴奋时
B. 动脉血压降低时
C. 深呼气时
D. 颈动脉窦区血压升高时
E. 由直立转为平卧时

49. 在一般情况下，影响舒张压最主要的因素是（ ）
A. 每搏输出量
B. 心率
C. 大动脉弹性
D. 外周阻力
E. 循环血量

50. 心肌收缩力加强导致静脉回心血量增加的机制是（ ）
A. 动脉血压升高
B. 血流速度快
C. 心缩期室内压较低
D. 心舒期室内压较低
E. 静脉血流阻力下降

51. 影响外周阻力最主要的因素是（ ）

A. 血液黏滞性
B. 红细胞数目
C. 血管长度
D. 小动脉口径
E. 小静脉口径

52. 以下哪种细胞不是自律细胞（ ）
A. 窦房结 P 细胞
B. 心房肌、心室肌细胞
C. 心室传导束的浦肯野细胞
D. 房结区细胞
E. 结希区细胞

53. 射血分数是指每搏输出量和下列哪项的百分比（ ）
A. 回心血量
B. 心输出量
C. 体表面积
D. 心室收缩末期容量
E. 心室舒张末期容量

54. 对冠状动脉血流量进行调节的各种因素中，最重要的是（ ）
A. 心肌本身的代谢水平
B. 交感神经的兴奋程度
C. 迷走神经的兴奋程度
D. 肾上腺素和去甲肾上腺素的多少
E. 血管紧张素的多少

（二）B 型题

A. 肾上腺素
B. 去甲肾上腺素
C. 组胺
D. 5-羟色胺
E. 乙酰胆碱

1. 交感缩血管纤维末梢释放的递质是（ ）
2. 心迷走神经末梢释放的递质是（ ）

A. 血浆胶体渗透压降低
B. 毛细血管血压升高
C. 组织液静水压降低
D. 组织液胶体渗透压降低
E. 毛细血管，微静脉管壁通透性增加

3. 重度营养不良引起水肿的主要原因是（ ）
4. 右心衰竭引起水肿的原因是（ ）
5. 过敏性反应时组织水肿的原因是（ ）

A. 等容收缩期
B. 等容舒张期
C. 快速充盈期
D. 减慢射血期
E. 快速射血期

6. 左室内压上升速度最快是在（ ）
7. 左室容积下降速度最快是在（ ）
8. 左室内压下降速度最快是在（ ）

A. 收缩压
B. 舒张压
C. 脉压
D. 平均动脉压
E. 中心静脉压

9. 在一个心动周期中，动脉血压的最高值称为（ ）
10. 在一个心动周期中，动脉血压的平均值称为（ ）
11. 右心房或胸腔大静脉内的血压称为（ ）
12. 收缩压与舒张压之差称为（ ）

A. 窦房结
B. 心房肌
C. 房室交界
D. 浦肯野纤维
E. 房室束

13. 自律性最高的部位是（ ）
14. 传导速度最慢的部位是（ ）

A. 主动脉
B. 微动脉
C. 静脉
D. 微静脉
E. 真毛细血管

15. 进行物质交换的血管是（ ）
16. 起弹性贮器作用的血管主要是（ ）

四、问答题

1. 试述影响动脉血压的因素。

2. 何谓期前收缩？期前收缩之后为什么会出现代偿间歇？

3. 夹闭家兔一侧颈总动脉后，其动脉血压有何变化？为什么？

4. 静脉注射肾上腺素对动脉血压有何影响？为什么？

5. 影响心输出量的因素有哪些？简述其机制。

6. 试述正常心脏兴奋传导的途径、特点及房室延搁的生理学意义。

7. 试述组织液生成和回流的机制及其影响因素。

参考答案

一、名词解释

1. 血液循环：指血液在心血管中按一定的方向周而复始地循环流动。
2. 心动周期：指心房或心室每收缩和舒张一次所构成的机械活动周期。
3. 自动节律性：指心脏在脱离神经和体液因素以及其他外来刺激的条件下，具有自动发生节律性兴奋和收缩的能力，简称自律性。

4. 窦性心律：指由窦房结发出兴奋控制全心所表现出的节律性活动。
5. 有效不应期：指心肌细胞一次兴奋过程中，从 0 期去极化开始到复极化 3 期膜内电位恢复到 $-60\,mV$ 这一段时间内，不能再产生动作电位，称为有效不应期。
6. 期前收缩：如果在心房或心室的有效不应期之后，于下次窦房结产生的兴奋冲动到达之前，受到一次阈值或以上的人工刺激或受到来自潜在起搏点发出兴奋的刺激，就会产生一次提前的收缩，称为期前收缩。
7. 代偿间歇：期前兴奋有它自己的有效不应期，紧接在期前兴奋之后的一次窦房结兴奋传到心室肌时，常常落在期前兴奋的有效不应期之内，因而不能引起心室兴奋和收缩，必须等到下次窦房结的兴奋传到心室时才引起收缩，因而在一次期前收缩之后往往出现一段较长时间的心室舒张期，称为代偿间歇。
8. 房室延搁：房室交界是兴奋由心房进入心室的唯一通道，房室交界传导性很低，其中结区最低，传导速度仅 $0.02\,m/s$，导致兴奋在交界区延搁一段时间（可长达 $0.1\,s$）才能传至心室，这种现象称为房室延搁。
9. 心音：在一个心动周期中，心脏收缩、瓣膜开放和关闭、血液对心血管壁的冲击等因素引起的机械振动而产生的声音，称为心音。通过心脏周围组织的传导，用听诊器在胸壁上可听到。
10. 每搏输出量：指一侧心室每次收缩射出的血量，简称搏出量。
11. 射血分数：指搏出量占心室舒张末期容积的百分比。
12. 心输出量：又称每分输出量，指每分钟由一侧心室收缩射出的血量，它等于每搏输出量乘以心率。
13. 心指数：指以每平方米体表面积计算的心输出量。
14. 心力贮备：指心输出量随机体代谢需要而增加的能力，包括心率储备和搏出量储备。
15. 血压：指流动着的血液对单位面积血管壁产生的侧压力。
16. 动脉血压：指动脉血管内流动血液对单位面积血管壁的侧压力，一般指主动脉血压。
17. 收缩压：在一个心动周期中，心室收缩射血，使主动脉血压上升至最高的值。
18. 舒张压：在一个心动周期中，心室舒张时，主动脉血压下降至最低的值。
19. 脉压：指收缩压与舒张压之差。
20. 中心静脉压：指胸腔内大静脉或右心房的压力。
21. 动脉脉搏：在每个心动周期中，动脉内的压力发生周期性的波动。这种周期性的压力变化可引起动脉血管壁发生起伏搏动，称为动脉脉搏。
22. 微循环：指微动脉和微静脉之间的血液循环。
23. 血-脑屏障：指血液和脑组织之间的屏障，限制某些物质在血液和脑组织之间的交换。

二、填空题

1. 去极化相；复极化相；0 期；1 期；2 期；3 期；4 期
2. 自律性；兴奋性；传导性；收缩性
3. K^+；Ca^{2+}
4. Ca^{2+}；Na^+
5. 最大复极电位；阈电位水平；4 期自动去极化的速度
6. 去极化；去极化；复极化

7. 动脉；（快速）射血；心室肌收缩力（或室内压上升速度）；动脉压
8. 全心舒张期
9. 心室收缩末期容量；回心血量
10. 收缩压；舒张压
11. 升高；减少
12. 降低；升高；增多
13. 乙酰胆碱；M；减慢；减慢；减弱；阿托品
14. 去甲肾上腺素；β；加快；加快；增强；普萘洛尔（心得安）
15. 负；维持血压的相对稳定
16. 局部代谢产物（尤其是腺苷）
17. 有效不应期；相对不应期；超常期
18. 心室肌舒张的抽吸；心房肌

三、选择题

（一）A 型题

1. A 2. A 3. C 4. B 5. A 6. D 7. B 8. C 9. C 10. A 11. E 12. D 13. E 14. A 15. D 16. A 17. B 18. D 19. D 20. E 21. A 22. E 23. E 24. E 25. C 26. C 27. B 28. D 29. D 30. D 31. B 32. B 33. A 34. C 35. E 36. E 37. D 38. B 39. E 40. B 41. C 42. B 43. C 44. B 45. C 46. A 47. B 48. E 49. D 50. D 51. D 52. B 53. E 54. A

（二）B 型题

1. B 2. E 3. A 4. B 5. E 6. A 7. E 8. B 9. A 10. D 11. E 12. C 13. A 14. C 15. E 16. A

四、问答题

1. ①搏出量：搏出量增大，血管壁所受的压力也大，故收缩压上升。但由于血流速度的加快，到舒张期末大动脉内存留的血量与以前比较，增加的并不多，故舒张压可能升高不多，因而脉压增大。反之，搏出量减少，则主要使收缩压降低，脉压减小。②心率：心率加快，则心舒期缩短，心舒期末，大动脉内存留的血量较前增多，舒张压升高。但由于血流速度的加快，心缩期内有较多的血液流向外周，故收缩压上升但不显著，因而脉压减小。反之，心率减慢，则主要使舒张压降低，脉压增大。③外周阻力：外周阻力加大，则心舒期末大动脉内存留的血量增加，故舒张压升高。但由于血流速度的加快，故收缩压虽有上升但不如舒张压明显，脉压减小。反之，外周阻力减小，则舒张压降低比收缩压降低明显，脉压加大。④主动脉和大动脉的弹性贮器作用：作用减弱，如老年人的动脉壁组织弹性下降，缓冲每个心动周期中血压变化的作用变小，故收缩压升高，舒张压降低，脉压增大。⑤循环血量和血管系统容量的比例：失调时，常使循环系统平均充盈压改变而影响血压。如失血使循环血量减少或血管广泛扩张而使血管系统容量增加，均可造成动脉血压下降。
2. 如果在心房或心室的有效不应期之后，于下次窦房结产生的兴奋到达之前，受到一次人工刺激或受到来自潜在起搏点发出的有效刺激，就会产生一次提前的收缩，称为期前收缩。期前兴奋有它自己的有效不应期，紧接在期前兴奋之后的一次窦房结兴奋传到心室肌时，常常落在期前兴奋的有效不应期之内，因而不能引起心室兴奋和收缩，出现一次“脱失”，必须等到下次窦房结的兴奋传到心室时才引起收缩，因而在一次期前收缩之后往往出现一段较长时间的心室舒张期，称为代偿间歇。

3. 夹闭兔子一侧颈总动脉后，动脉血压升高。正常情况下心脏射出的血液经主动脉弓、颈总动脉而到达颈动脉窦。当血压升高时，该处动脉管壁受到机械牵张而扩张，从而使血管壁外膜上作为压力感受器的感觉神经末梢兴奋，引起减压反射，使血压下降。而当血压下降使窦内压降低时，则减压反射减弱，使血压升高。在实验中夹闭一侧颈总动脉后，心室射出的血液不能流经该侧颈动脉窦，使窦内压降低，压力感受器受到的刺激减弱，经窦神经上传到心血管中枢的冲动减少，减压反射活动减弱，因而心率加快、心缩力加强，心输出量增加；阻力血管收缩，外周阻力增加。导致动脉血压升高。

4. 静脉注射肾上腺素，血压先升高后降低，然后逐渐恢复。肾上腺素对心脏的作用是使心率加快，兴奋传导加速，心肌收缩力增强，心输出量增加；对血管的作用则主要取决于血管平滑肌上受体的分布情况：对 α 受体占优势的皮肤、肾、胃肠道等内脏血管，肾上腺素使之收缩；而对 β 受体占优势的骨骼肌、肝和心脏冠状动脉等血管，小剂量的肾上腺素常使其舒张，大剂量时才出现缩血管反应。静脉注射肾上腺素后，起初在血液中浓度较高，对心脏和 α 受体占优势的血管发生作用，使心跳加快，心肌收缩力加强，心输出量增多，皮肤、肾和胃肠等内脏血管收缩，所以血压升高。血压升高又可使压力感受性反射活动加强，由于压力感受性反射对心脏的效应超过去甲肾上腺素对心脏的直接效应，故引起心率减慢，血压下降。

5. 一侧心室每分钟射入动脉的血量，称为心输出量。凡能影响搏出量和心率的因素都影响心输出量：①心肌的初长度：即前负荷，通过异长自身调节的机制，在一定初长度范围内，心肌收缩力可随心肌纤维的初长度（即心室舒张末期容积）的增加而增加，在生理范围内心脏能将回流的血液全部泵出，使血液不会在静脉和心脏中蓄积。②后负荷：指动脉血压，它的变化可影响心室肌的收缩过程，从而影响搏出量。如在其他因素不变的情况下，动脉血压升高，会直接引起等容收缩期延长，射血期缩短，射血速度减慢，搏出量减少。但后负荷增加的同时，又会增强心肌的收缩力量，维持一定的搏出量。③心肌收缩能力：指心肌不依赖于前负荷和后负荷而能改变其力学活动的一种内在特性。搏出量的这种调节是通过调节心肌收缩活动的强度和速度来实现的。④心率：在一定范围内心率加快，每分输出量增加。但心率过快（＞180 次/分）时，由于心室充盈不足；或心率过慢（＜40 次/分）时，由于射血次数减少，都使心输出量减少。

6. 正常心脏兴奋由窦房结产生后，一方面经过心房肌传导到左、右心房，另一方面是经过“优势传导通路”传给房室交界，再经房室束及其左、右束支、浦肯野纤维传至左、右心室，即窦房结→心房肌→房室交界→房室束→左、右束支→浦肯野纤维→心室肌。特点是：①心房肌的传导速度较快，因此窦房结的兴奋几乎可同时到达左、右心房，使两心房同步收缩；②房室交界传导性较差，传导速度很慢，因此在这里产生约 0.1 s 的延搁（房室延搁）；③心室内传导组织的传导速度很快，浦肯野纤维的传导速度可达 4 m/s，心室肌的传导速度也有 1 m/s，这样房室交界传来的兴奋可通过浦肯野纤维网和心室肌迅速传至整个左、右心室，使之产生同步性收缩。兴奋通过房室交界传导速度显著减慢的现象，称为房室延搁。它保证了窦房结所产生的窦性起搏节律总是先使心房肌兴奋并收缩，经过较长时间（约0.1s）后再引起心室肌兴奋和收缩。形成了心房收缩在先，心室收缩在后，避免了心房、心室收缩重叠的现象，充分发挥心房的初级泵和心室的主力泵作用，使两者协调一致地完成泵血功能。

7. 结构：毛细血管壁的通透性。动力：有效滤过压＝（毛细血管血压＋组织液胶体渗透压）－（血浆胶体渗透压＋组织液静水压）。组织液在毛细血管动脉端生成，在静脉端90%被重吸收回血液，其余部分进入毛细淋巴管。影响组织液生成和回流的因素：①毛细血管血压：毛细血管血压增高，有效滤过压增大，组织液生成增多；②血浆胶体渗透压：血浆蛋白减少，血浆胶体渗透压降低，有效滤过压增大，组织液生成增多；③淋巴液回流：淋巴管阻塞，组织液回流受阻导致水肿；④毛细血管壁通透性：毛细血管壁通透性增大，血浆蛋白渗出导致水肿。

（怀化医学高等专科学校　马晓健　张　君　湖南环境生物职业技术学院　雷健华）

第五章 呼 吸

学习要点

一、呼吸全过程

1. 机体与环境之间进行 O_2 和 CO_2 的气体交换过程称为呼吸。呼吸的全过程包括外呼吸、气体在血液中的运输和内呼吸三个环节。外呼吸包括肺通气和肺换气。呼吸的生理意义在于维持机体内环境中 O_2 和 CO_2 含量的相对稳定，以保证生命活动的正常进行。

2. 呼吸器官的结构包括呼吸道、肺、胸廓和胸膜腔等。肺泡是肺换气的主要场所。胸廓的节律性呼吸运动是实现肺通气的动力。胸膜腔是维持肺扩张的重要条件。

（1）肺泡表面张力是指一种使肺泡表面积缩小的力量，产生于肺泡内的液-气界面。

（2）肺泡Ⅱ型细胞合成肺泡表面活性物质，能降低肺泡表面张力。其生理意义：①维持肺泡的稳定，从而稳定了大、小肺泡的内压；②减少肺毛细血管内液体渗出，防止肺水肿；③降低吸气阻力，减少吸气做功。

二、肺通气

1. 肺通气是指肺泡与外界环境之间的气体交换过程，肺通气的原动力是呼吸运动，直接动力是肺内压和大气压之差。呼吸运动是指由呼吸肌的收缩和舒张，引起胸廓有节律性扩大和缩小的活动。

2. 肺内压是指肺泡内的压力。在呼吸运动中，肺内压呈周期性变化。吸气时肺内压低于大气压，呼气时肺内压高于大气压，吸气末与呼气末肺内压等于大气压。

3. 胸膜腔内压是指胸膜腔内的压力，一般比大气压要低，因此又称为胸膜腔负压，主要由肺的弹性回缩力而形成。胸膜腔负压维持了肺泡的扩张状态，有利于肺通气，同时促进了血液和淋巴液的回流。

4. 肺通气阻力

- 肺通气阻力
  - 弹性阻力
    - 肺通气阻力
      - 肺泡表面张力（占 2/3）
      - 肺弹性回缩力（占 1/3）
    - 胸廓弹性阻力
  - 非弹性阻力
    - 黏滞阻力
    - 气道阻力
    - 惯性阻力

弹性阻力的大小可以用顺应性来表示。顺应性是指在外力作用下，弹性组织的可扩张性。弹性阻力与顺应性之间呈反比关系。

影响呼吸道阻力的主要因素是呼吸道口径，气道阻力与呼吸道半径的 4 次方呈反比。

5. 评价肺通气功能的指标是肺活量、用力呼气量等，反映肺通气效率的是肺泡通气量。

用力吸气后再尽力呼气，所能呼出的最大气量称为肺活量。它是潮气量、补吸气量和补呼气量之和，正常成人男性肺活量平均约为3500 ml，女性约为2500 ml。

用力呼气量是指最大吸气后以最快的速度尽力呼气，分别记录第1、2、3秒末呼出的气量，然后计算其所占肺活量的百分数，正常成人第1、2、3秒末呼出气量分别为其肺活量的83%、96%和99%。其中第1秒的用力呼气量意义最大。

每分通气量是指每分钟吸入或呼出肺的气体总量。每分肺通气量＝潮气量×呼吸频率。肺泡通气量是指每分钟进入肺泡与血液进行气体交换的新鲜空气量。肺泡通气量＝（潮气量－无效腔气量）×呼吸频率。

三、气体交换

O_2 和 CO_2 的交换都是以扩散的方式通过生物膜。气体交换的动力是换气部位生物膜两侧的气体分压差。

1. 肺换气　是指肺泡与肺毛细血管血液之间的气体交换。换气的结果是将静脉血变成了动脉血。影响肺换气的因素有气体的分压、气体扩散的速率、肺泡膜的面积、呼吸膜的厚度以及肺泡气与肺血流量的匹配。

肺通气/血流比值是指每分肺泡通气量与肺血流量之间的比值。正常成人静息时，约为0.84，此时气体交换的效率最高。比值增大或下降，均可导致肺换气效率下降。

2. 组织换气　是组织毛细血管和组织、细胞之间的气体交换。交换的结果是动脉血变成了静脉血。

四、气体运输

气体在血液中有两种运输形式，即物理溶解和化学结合。O_2 的主要运输形式是氧合血红蛋白；CO_2 的主要运输形式是碳酸氢盐的形式，其次是氨基甲酰血红蛋白的形式。

氧饱和度是指氧含量占氧容量的百分数。

氧离曲线是 PO_2 与血氧饱和度关系的曲线。氧离曲线呈S形，具有重要的生理意义。氧离曲线的主要影响因素有血液中 PCO_2、pH、温度和2，3-二磷酸甘油酸（2，3-DPG）。当 PCO_2 升高、pH降低、温度升高及2，3-二磷酸甘油酸升高时，氧离曲线右移，即血红蛋白与氧的亲和力降低，有利于氧的释放；反之，氧离曲线左移，血红蛋白与氧的亲和力增加，有利于 HbO_2 的形成。

五、呼吸运动的调节

1. 最基本的呼吸中枢在延髓。正常呼吸节律的形成有赖于延髓和脑桥的共同配合。高级中枢对呼吸运动可进行有意识控制。

2. 肺牵张反射　由肺的扩大或缩小引起的反射性呼吸运动变化，称为肺牵张反射。肺牵张反射是一种负反馈调节机制。其生理意义是使吸气不致过长、过深，促使吸气及时转为呼气。它与脑桥呼吸调整中枢共同调节着呼吸的频率和深度。若剪断双侧迷走神经后，吸气时间延长、吸气加深，呼吸变得深而慢，这是由于破坏了肺牵张反射调节的缘故。

3. 化学感受性反射　血液中 PCO_2、PO_2 和 H^+ 浓度的改变，可通过化学感受器反射性地改变呼吸运动，从而改变肺通气量，以维持血液中 PCO_2、PO_2 和pH的相对恒定。化学感受器包括外周化学感受器和中枢化学感受器。

外周化学感受器位于颈动脉体和主动脉体，能及时和直接地感受动脉血中 CO_2、O_2 及 H^+ 的变化。中枢化学感受器位于延髓腹外侧浅表部位，对脑脊液中 H^+ 浓度的改变极为敏感。

CO_2 是呼吸的生理性刺激物，为调节呼吸最重要的体液因素。CO_2 对呼吸的刺激作用是通过两条途径实现的：一条是刺激中枢化学感受器，继而引起延髓呼吸中枢兴奋；另一条是刺激外周化学感受器，神经冲动传入延髓，使呼吸中枢兴奋。两条途径均可使呼吸加深、加快，但以前一条途径为主，约占总效应的 80%。

缺 O_2 一方面可抑制呼吸中枢，另一方面 PO_2 降低可兴奋外周化学感受器，使呼吸中枢兴奋。呼吸中枢的活动变化将取决于缺 O_2 的程度。轻度缺 O_2 时，以兴奋为主，呼吸中枢兴奋，呼吸加快、加深。但是当严重缺氧时，以抑制为主，呼吸减弱，甚至停止。

血液中 H^+ 浓度增加，呼吸加深、加快，主要通过外周化学感受器途径兴奋呼吸中枢。虽然中枢化学感受器对 H^+ 变化更为敏感，但由于 H^+ 不容易通过血-脑屏障，从而限制了它对中枢化学感受器的作用。所以血液中 H^+ 对呼吸的影响主要是通过外周化学感受器实现的。临床上酸中毒患者出现呼吸加强现象，也说明了 H^+ 浓度增高有兴奋呼吸的作用。

习　题

一、名词解释

1. 呼吸

2. 肺通气

3. 肺内压

4. 呼吸运动

5. 胸膜腔内压

6. 顺应性

7. 肺活量

8. 用力呼气量

9. 肺泡通气量

10. 肺换气

11. 肺通气/血流比值

12. 发绀

13. 血氧饱和度

14. 氧离曲线

15. 肺牵张反射

二、填空题

1. 人体的呼吸过程由外呼吸、__________和__________三个环节组成。
2. 外呼吸包括__________和__________。
3. 呼吸的生理意义主要是维持内环境中__________和__________含量的相对稳定。
4. 胸膜腔内压是指__________的压力，无论吸气还是呼气，胸膜腔内压总是__________大气压。故称为__________。
5. 肺通气的原动力是__________，直接动力是__________。
6. 平静呼吸时__________和__________收缩，使胸廓__________，肺内压__________，产生__________过程。
7. 肺的弹性阻力主要决定于__________，而气道的__________是影响气道阻力的主要因素。
8. 肺通气的阻力主要包括__________和__________。
9. 肺泡通气量＝（__________－__________）×__________。
10. 气体交换的动力是__________，气体交换的方式为__________。
11. 肺泡气中 PO_2 __________静脉血 PO_2，因此氧气从__________扩散到__________。
12. O_2 和 CO_2 在血液中的运输形式有两种，即__________和__________。
13. O_2 在血液中的主要运输形式是__________，CO_2 在血液中的主要形式是__________。
14. 肺牵张反射的感受器分布在气管和__________平滑肌中，该反射的传入神经是__________。
15. 如果毛细血管中去氧 Hb 含量超过__________，黏膜、甲床或皮肤将呈紫色，称为__________。
16. 胸式呼吸以__________舒缩为主，腹式呼吸以__________舒缩为主。
17. 在吸气过程中，肺内压__________大气压，胸膜腔内压__________大气压。
18. 肺泡表面活性物质能__________肺泡表面张力，当其减少时，肺弹性回缩力__________。
19. 肺顺应性减小，表示肺弹性阻力__________，肺不容易__________。
20. 交感神经兴奋时，支气管平滑肌__________，气道阻力__________。

21. 当动脉血中 CO_2 浓度__________，氧分压__________时，均可使呼吸运动加强。
22. 呼吸运动的基本中枢在__________，调整中枢在__________。

三、选择题

（一）A 型题

1. 呼吸一般是指（　　）
   A. 气体进出肺的过程
   B. 呼气和吸气的总和
   C. 气体进出组织细胞的过程
   D. 机体与外界环境之间的气体交换过程
   E. 肺泡与血液的气体交换
2. 外呼吸是指（　　）
   A. 机体与外环境的气体交换
   B. 肺通气与肺换气
   C. 肺与外环境的气体交换
   D. 肺泡与血液的气体交换
   E. 血液与组织细胞的气体交换
3. 肺通气是指（　　）
   A. 肺与血液的气体交换
   B. 外环境与气道的气体交换
   C. 肺与外环境的气体交换
   D. 外界 O_2 进入肺的过程
   E. 肺内 CO_2 出肺的过程
4. 肺通气的原动力是（　　）
   A. 呼吸肌的舒缩活动
   B. 气体的分压差
   C. 肺本身的舒缩活动
   D. 肺内压的变化
   E. 肺内压与胸膜腔内压之差
5. 平静呼吸时，肺内压在下列哪一个时相中低于大气压（　　）
   A. 吸气初
   B. 吸气末
   C. 呼气初
   D. 呼气末
   E. 整个呼吸过程
6. 胸膜腔内压是由下列哪个因素形成的（　　）
   A. 大气压－非弹性阻力
   B. 大气压－弹性阻力
   C. 大气压－肺弹性回缩力
   D. 大气压＋弹性阻力
   E. 大气压＋肺弹性回缩力
7. 下列关于肺泡表面活性物质的叙述，错误的是（　　）
   A. 降低肺泡的表面张力
   B. 维持肺泡的扩张状态
   C. 稳定大、小肺泡容积
   D. 降低肺的顺应性
   E. 由肺泡Ⅱ型细胞合成并分泌
8. 引起肺回缩的主要因素是（　　）
   A. 胸膜腔的耦联作用
   B. 胸内负压
   C. 支气管平滑肌收缩
   D. 肺泡表面张力
   E. 肺弹性组织的回缩力
9. 肺通气的直接动力是（　　）
   A. 气体的分压差
   B. 肺内压和大气压之差
   C. 肺内压与胸膜腔内压之差
   D. 肺的弹性回缩
   E. 呼吸肌的收缩活动
10. 肺泡表面活性物质减少将导致（　　）
   A. 肺难于扩张
   B. 肺弹性阻力减小
   C. 肺顺应性增大
   D. 表面张力降低
   E. 小肺泡内压小于大肺泡内压
11. 维持胸内负压的必要条件是（　　）
   A. 胸廓扩张
   B. 呼气肌收缩
   C. 胸膜腔密闭
   D. 吸气肌收缩
   E. 肺弹性回缩力
12. 平静呼气末胸膜腔内压（　　）
   A. 高于大气压

B. 低于大气压
C. 高于肺内压
D. 等于大气压
E. 等于肺内压

13. 有关肺通气阻力的叙述，下列哪项是错误的（　　）
A. 肺通气阻力可分为弹性阻力和非弹性阻力
B. 弹性阻力包括肺和胸廓的弹性阻力
C. 弹性组织在外力作用下变形时，具在对抗变形和回位的倾向，称为弹性阻力
D. 平静呼吸时，非弹性阻力是主要因素，约占总阻力的 70%
E. 弹性阻力用顺应性表示，两者呈反比关系

14. 肺弹性回缩力来自（　　）
A. 胸廓的弹性回缩力
B. 肺泡表面活性物质和肺弹性纤维
C. 肺弹性纤维
D. 肺泡表面活性物质
E. 肺弹性纤维和肺泡表面张力

15. 肺的有效通气量是指（　　）
A. 每分通气量
B. 每分肺泡通气量
C. 肺活量
D. 补呼气量
E. 深吸气量

16. 肺的非弹性阻力主要是指（　　）
A. 惯性阻力
B. 组织黏滞阻力
C. 肺泡表面张力
D. 呼吸道阻力
E. 胸廓回缩力

17. 肺总量减去肺活量等于（　　）
A. 潮气量
B. 补呼气量
C. 补吸气量
D. 余气量
E. 功能余气量

18. 第 1 秒用力呼气量的正常值是肺活量的（　　）
A. 63%
B. 75%
C. 83%
D. 93%
E. 96%

19. 尽力吸气后再作最大呼气所能呼出的气量称为（　　）
A. 潮气量
B. 最大通气量
C. 肺活量
D. 补呼气量
E. 用力呼气量

20. 决定肺泡气体交换方向的主要因素是（　　）
A. 气体溶解度
B. 气体分子量
C. 呼吸膜厚度
D. 温度差
E. 气体分压差

21. 评价肺通气功能较好的指标是（　　）
A. 最大通气量
B. 肺活量
C. 用力呼气量
D. 每分通气量
E. 肺泡通气量

22. 肺泡通气量是指（　　）
A. 每分钟进出肺的气体量
B. 无效腔的气体量
C. 尽力吸气后所能呼出的气体量
D. 每次吸入或呼出的气体量
E. 每分钟进出肺泡的气体量

23. 肺内压等于大气压是在（　　）
A. 吸气初与呼气初
B. 吸气末与呼气末
C. 吸气初与呼气末
D. 吸气末与呼气初
E. 以上都不是

24. 维持呼吸中枢正常兴奋性的生理刺激是

( )

A. 血液中 H^+ 浓度的增减

B. 血液中一定程度的缺 O_2

C. 血液中一定浓度的 CO_2

D. 呼吸肌本体感受器传入冲动

E. 肺牵张感受器传入冲动

25. 维持呼吸节律的基本中枢位于( )

A. 延髓

B. 脑桥

C. 中脑

D. 下丘脑

E. 大脑皮层

26. O_2 分压最高的部位是( )

A. 肺泡气

B. 静脉血

C. 组织细胞

D. 毛细血管

E. 动脉血

27. CO_2 分压由高至低的顺序是( )

A. 静脉血、肺泡、组织细胞

B. 静脉血、组织细胞、肺泡

C. 肺泡、组织细胞、静脉血

D. 组织细胞、静脉血、肺泡

E. 组织细胞、肺泡、静脉血

28. 关于肺换气的因素，错误的是( )

A. 气体扩散速率与分压差呈正比

B. 气体扩散速率与呼吸膜厚度呈反比

C. 气体扩散速率与呼吸膜厚度呈正比

D. 肺通气/血流比值增大，肺换气量减少

E. 肺通气/血流比值减少，肺换气量减少

29. 关于血液中氧的运输，错误的是( )

A. O_2 与 Hb 的结合是氧合过程

B. HbO_2 呈鲜红色

C. O_2 与 Hb 的结合是可逆的

D. 主要方式是 HbO_2

E. Hb 与 O_2 的结合，在肺部比在组织少

30. 氧离曲线是( )

A. 氧分压与血氧容量间的关系曲线

B. 氧分压与血氧含量间的关系曲线

C. 氧分压与血氧饱和度间的关系曲线

D. 氧分压与血液 pH 值间的关系曲线

E. 氧分压与二氧化碳分压间的关系曲线

31. 下列因素中，能使氧离曲线右移的是( )

A. 体温升高

B. 血液 pH 值升高

C. 血液二氧化碳分压降低

D. 2，3-二磷酸甘油酸减少

E. H^+ 浓度下降

32. 关于气体在血液中运输的叙述，下列哪项是错误的( )

A. O_2 和 CO_2 都以物理溶解和化学结合两种形式存在于血液

B. O_2 结合形式是 HbO_2

C. O_2 与 Hb 的结合反应快、可逆

D. CO_2 主要以 HCO_3^- 形式来运输

E. O_2 与 Hb 的结合反应需要酶的催化

33. 有关发绀的描述，错误的是( )

A. 当血液中 Hb 含量达 50 g/L 时出现发绀

B. 严重贫血患者均出现发绀

C. 严重缺氧的人不一定都出现发绀

D. CO 中毒时不出现发绀

E. 高原性红细胞增多症可出现发绀

34. 肺通气/血流比值是指( )

A. 肺通气量与每分肺血流量之比

B. 功能余气量与每分肺血流量之比

C. 肺活量与每分肺血流量之比

D. 最大通气量与每分肺血流量之比

E. 肺泡通气量与每分肺血流量之比

35. 正常成年人肺通气/血流比值为下列哪一个数值时，肺换气效率最高( )

A. 0.48

B. 1

C. 0.84

D. 0.56

E. 8.4

36. CO_2 在血液中运输的主要形式是（　　）
A. 物理溶解
B. 形成氨基甲酰血红蛋白
C. 形成碳酸氢盐
D. 形成碳酸
E. 形成一氧化碳血红蛋白

37. 血氧饱和度的大小主要取决于（　　）
A. 血液中氮分压的大小
B. 血红蛋白的含量
C. 血液中二氧化碳分压的大小
D. 血液中氧分压的大小
E. 血液温度的高低

38. 呼吸调整中枢位于（　　）
A. 脊髓
B. 延髓
C. 脑桥
D. 下丘脑
E. 大脑皮质

39. 切断家兔颈部双侧迷走神经后，使呼吸（　　）
A. 变深、变快
B. 变浅、变快
C. 变浅、变慢
D. 变深、变慢
E. 无变化

40. CO_2 兴奋呼吸的途径主要是通过刺激（　　）
A. 外周化学感受器
B. 中枢化学感受器
C. 延髓呼吸中枢
D. 脑桥呼吸中枢
E. 大脑皮质

41. 血中氧分压降低导致呼吸加强的原因是兴奋（　　）
A. 延髓呼吸中枢
B. 外周化学感受器
C. 中枢化学感受器
D. 肺牵张感受器传入冲动
E. 脑桥呼吸中枢

42. 血液中 H^+ 浓度增加，引起呼吸运动变化主要通过（　　）
A. 颈动脉体、主动脉体
B. 中枢化学感受器
C. 颈动脉窦、主动脉弓
D. 呼吸中枢本身
E. 大脑皮质

43. 关于缺氧对呼吸影响的叙述，正确的是（　　）
A. 直接兴奋延髓呼吸中枢
B. 直接兴奋脑桥呼吸中枢
C. 主要刺激中枢化学感受器
D. 严重缺氧时呼吸加深、加快
E. 轻度缺氧时呼吸加深、加快

44. 中枢化学感受器最敏感的直接刺激物是（　　）
A. 脑脊液中的 CO_2
B. 血液中的 CO_2
C. 脑脊液中的 H^+
D. 血液中的 H^+
E. 脑脊液中的 O_2 降低

（二）B 型题

A. 外呼吸
B. 内呼吸
C. 肺通气
D. 肺换气
E. 气体运输

1. 肺与大气之间的气体交换称为（　　）
2. 血液与组织、细胞之间的气体交换称为（　　）

A. 二软脂酰卵磷脂
B. 肾上腺素
C. 肾素
D. 乙酰胆碱
E. 碳酸酐酶

3. 降低肺泡表面张力的重要物质是（　　）
4. 使支气管平滑肌收缩的物质是（　　）
5. 影响二氧化碳在血液中运输的物质是（　　）

A. 弹性阻力
B. 气道阻力

C. 肺的扩张力
D. 肺弹性回缩力
E. 表面张力
6. 液-气界面所形成的力称为（　　）
7. 与胸内负压形成有关的因素为（　　）
8. 来自胸廓和肺的弹性回缩力为（　　）
A. 膈肌
B. 肋间内肌
C. 肋间外肌
D. 腹肌
E. 胸大肌
9. 平静腹式呼吸时的主要呼吸肌是（　　）
10. 平静胸式呼吸时的主要呼吸肌是（　　）
A. 胸膜腔内压低于大气压
B. 胸膜腔内压高于大气压
C. 肺内压低于大气压
D. 肺内压等于大气压
E. 肺内压高于大气压
11. 吸气初（　　）
12. 吸气末（　　）
13. 平静呼吸过程中（　　）
A. 静脉血
B. 动脉血
C. 肺泡气
D. 组织液
E. 细胞内液
14. 体内氧分压最低处是（　　）
15. 体内二氧化碳分压最高处是（　　）
A. 肺内压与大气压之差
B. 胸内压与大气压之差
C. 胸膜腔内压与肺内压之差
D. 血液与肺泡之间的气体分压差
E. 血液与组织、细胞之间的气体分压差
16. 肺通气的动力为（　　）
17. 肺换气的动力为（　　）
18. 组织换气的动力为（　　）
A. 物理溶解
B. 化学结合
C. 氧合血红蛋白
D. 碳酸氢盐
E. 氨基甲酰血红蛋白
19. 气体运输的主要形式是（　　）
20. 氧的主要运输形式是（　　）
A. 外周化学感受器
B. 中枢化学感受器
C. 本体感受器
D. 肺牵张感受器
E. 温度感受器
21. 血液中氢离子引起的呼吸变化，主要刺激的是（　　）
22. 血液中二氧化碳引起的呼吸变化，主要刺激的是（　　）
A. 脊髓
B. 延髓
C. 脑桥
D. 下丘脑
E. 大脑皮质
23. 呼吸节律的基本中枢位于（　　）
24. 随意性呼吸中枢位于（　　）

四、问答题

1. 肺泡表面张力对肺有何影响？肺泡表面活性物质有何生理作用？

2. 胸内负压是怎样形成的？在平静呼吸中有何变化？有什么意义？

3. 为什么深而慢的呼吸比浅而快的呼吸效率高？

4. 肺换气与组织换气是怎样形成的？哪些因素可以影响肺换气？

5. 血液中 CO_2 增多，缺 O_2 和 H^+ 增多时，对呼吸有何影响？作用途径如何？

6. 何谓解剖无效腔？无效腔增大对呼吸运动有何影响？为什么？

参考答案

一、名词解释

1. 呼吸：机体与外界环境之间的气体交换过程。
2. 肺通气：肺与外界环境之间的气体交换过程。
3. 肺内压：指肺泡内的压力。
4. 呼吸运动：由呼吸肌的收缩和舒张引起的胸廓节律性扩大和缩小的活动。
5. 胸膜腔内压：胸膜腔内的压力，一般低于大气压，又称胸膜腔负压。
6. 顺应性：指弹性组织在外力作用下的可扩张性，与弹性阻力呈反比。
7. 肺活量：最大吸气后，从肺内所能呼出的最大气量。
8. 用力呼气量：在作一次最大深吸气后以最快的速度呼出气体，分别测量第1、2、3秒末呼出的气体量，并计算其所占肺活量的百分数。
9. 肺泡通气量：每分钟吸入肺泡的新鲜空气量。肺泡通气量=(潮气量－无效腔气量)×呼吸频率。
10. 肺换气：肺泡与肺毛细血管血液之间进行的 O_2 和 CO_2 交换过程。
11. 肺通气/血流比值：每分肺泡通气量与肺血流量的比值。正常成人静息时约为0.84。
12. 发绀：当浅表毛细血管床中去氧Hb含量达50 g/L以上时，皮肤、黏膜呈浅蓝色，称发绀，是缺 O_2 的表现。
13. 血氧饱和度：指氧含量占氧容量的百分数。
14. 氧离曲线：氧分压与血氧饱和度关系的曲线，呈S形。
15. 肺牵张反射：肺扩张引起吸气被抑制和肺缩小引起吸气的呼吸运动反射。

二、填空题

1. 血液运输；内呼吸
2. 肺通气；肺换气
3. 氧气；二氧化碳
4. 胸膜腔内；低于；胸膜腔负压
5. 呼吸运动；肺内压与大气压之差
6. 膈肌；肋间外肌；扩大；降低；吸气
7. 肺表面张力；口径

8. 弹性阻力；非弹性阻力
9. 潮气量；无效腔气量；呼吸频率
10. 气体分压差；扩散
11. 高于；肺泡；毛细血管
12. 物理溶解；化学结合
13. 氧合血红蛋白；碳酸氢盐
14. 细支气管；迷走神经
15. 50 g/L；发绀
16. 肋间肌；膈肌
17. 低于；低于
18. 降低；增大
19. 增大；扩张
20. 舒张；减小
21. 升高；降低
22. 延髓；脑桥

三、选择题

(一) A 型题

1. D 2. B 3. C 4. A 5. A 6. C 7. D 8. D 9. B 10. A 11. C 12. B 13. D 14. E 15. B 16. D 17. D 18. C 19. C 20. E 21. E 22. E 23. B 24. C 25. A 26. A 27. D 28. C 29. E 30. C 31. A 32. E 33. B 34. E 35. C 36. C 37. D 38. C 39. D 40. B 41. B 42. A 43. E 44. C

(二) B 型题

1. C 2. B 3. A 4. D 5. E 6. E 7. D 8. A 9. A 10. C 11. C 12. D 13. A 14. E 15. E 16. A 17. D 18. E 19. B 20. C 21. A 22. B 23. B 24. E

四、问答题

1. (1) 肺泡表面张力对肺的作用如下：①是构成肺弹性阻力的重要来源。②由于 $P=2Tr$（拉普拉斯公式）（P 为肺泡回缩力，T 为表面张力，r 为肺泡半径），因此，大小不一肺泡的容量不易稳定。③具有促进肺毛细血管内的水渗至肺泡的作用。

   (2) 肺泡表面活性物质的生理作用：①降低表面张力，防止肺泡塌陷；②维持大、小肺泡容量的稳定性；③防止肺毛细血管中液体渗入肺泡，从而防止肺水肿的发生。

2. (1) 胸内负压的形成原因如下：有两种力量通过胸膜腔脏层而作用于胸膜腔。一种力量是肺内压，它是使肺泡扩张的力量；另一种力量是肺的弹性回缩力，使肺泡缩小。因此，胸膜腔内压力实际上是这两种方向相反力的代数和，即胸膜腔内压＝肺内压－肺弹性回缩力。

   若在吸气末和呼气末：肺内压＝大气压，将大气压视为零，则胸膜腔内压＝－肺弹性回缩力。

   (2) 平静吸气末胸膜腔内压为－1.33～－0.67 kPa（－10～－5 mmHg），平静呼气末胸膜腔内压为－0.67～－0.4 kPa（－5～－3 mmHg）。因此，平静呼吸时，无论吸气或呼气，胸膜腔内压始终为负值。

（3）生理意义：①维持肺的扩张状态；②促进静脉血和淋巴液的回流。

3. ①衡量呼吸效率的指标为肺泡通气量；②计算：肺泡通气量＝（潮气量－无效腔气量）×呼吸频率

平静呼吸：肺泡通气量＝（500－150）×12＝4200 ml

浅快呼吸：肺泡通气量＝（250－150）×24＝2400 ml

深慢呼吸：肺泡通气量＝（1000－150）×6＝5100 ml

所以深慢呼吸效率高。

4. 气体总是由分压高的部位向分压低的部位扩散。

（1）肺换气：肺泡中的 PO_2 远比肺毛细血管中的高，而 PCO_2 远比肺毛细血管中的低。因此，肺毛细血管中的 CO_2 向肺泡扩散，而肺泡气中的 O_2 向肺毛细血管中扩散，使肺毛细血管静脉血变成动脉血。

（2）组织换气：由于组织不断进行新陈代谢而消耗 O_2 产生 CO_2，故组织内 PO_2 远低于动脉血，而 PCO_2 远高于动脉血。因此，O_2 由血液向组织中扩散，而 CO_2 则由组织向血液中扩散，使动脉血变成静脉血。

影响肺换气的因素有气体的分压、气体扩散的速率、肺泡膜的面积、呼吸膜的厚度，以及肺泡气与肺血流量的匹配。

5.（1）血液中 CO_2 增多对呼吸的影响及作用途径：①血液中一定浓度的 CO_2 是维护呼吸中枢正常兴奋性所必需的生理刺激；②CO_2 浓度↑→呼吸加深、加快，肺通气量↑；③作用途径有两条：中枢化学感受器（主要途径）、外周化学感受器（次要途径）。

（2）缺 O_2 对呼吸的影响及作用途径：①缺 O_2 一般使呼吸加深、加快，肺通气量↑；②缺 O_2 对呼吸中枢的直接作用是抑制；③作用途径：完全作用于外周化学感受器。在一般情况下，缺 O_2 对呼吸中枢的抑制作用常被通过外周化学感受器反射性兴奋呼吸中枢的作用所掩盖，只有在严重缺 O_2 时才表现为对呼吸运动的抑制。

（3）H^+ 对呼吸的影响及作用途径：①血液中［H^+］↑，呼吸加深加快，肺通气量↑。②作用途径：主要作用于外周化学感受器，对中枢化学感受器的作用较小。

6. 从上呼吸道至呼吸性细支气管这段呼吸道，没有气体交换功能，这一段呼吸道容积称为解剖无效腔，其容量约为 150 ml。

增大无效腔后呼吸加深、加快，原因如下：因为无效腔增大后会使肺泡通气量减少，肺泡气更新率下降，使肺泡气的 PO_2↓，PCO_2↑，导致肺泡气与肺毛细血管血液之间的 O_2 与 CO_2 的分压差减小，不利于 O_2 的摄入和 CO_2 的排出，使动脉血氧分压降低，CO_2 分压增高。低 O_2 可刺激外周化学感受器，CO_2 分压增高可刺激中枢化学感受器（为主）和外周化学感受器，兴奋呼吸中枢，使呼吸运动加强。

（湖南环境生物职业技术学院　伍爱荣）

第六章　消化与吸收

学习要点

一、消化与吸收的概念

1. 消化　是指营养物质在消化道内被分解为可吸收的小分子物质的过程，包括机械性消化和化学性消化两种方式。

（1）机械性消化　通过消化道肌肉的收缩和舒张，将食物磨碎，并使之与消化液充分混合，同时把食物不断向消化道的远端推送的过程。

（2）化学性消化　通过消化液中的各种消化酶的作用，将食物中的大分子物质分解为可被吸收的小分子物质的过程。

2. 吸收　是指经消化后的小分子物质，透过消化道黏膜进入血液或淋巴液的过程。

二、机械性消化

1. 消化道平滑肌的生理特性

（1）一般生理特性　舒缩迟缓、节律性收缩、具有紧张性、富有伸展性和对电刺激不敏感等。

（2）电生理特性　静息电位、慢波和动作电位。

慢波又称基本电节律，是指消化道平滑肌在静息电位基础上自发产生节律性去极化和复极化的电位波动。慢波去极化达到阈电位时，就会爆发动作电位。动作电位引起平滑肌收缩。

2. 咀嚼和吞咽　咀嚼是咀嚼肌群顺序收缩所完成的复杂的节律性动作。其作用是：①对食物进行机械性加工，磨碎食物并形成食团，便于吞咽；②使食物与唾液淀粉酶充分接触而引起化学性消化；③咀嚼动作能反射性地引起胃肠、胰、肝和胆囊等消化器官的活动，为食物的进一步消化做好准备。

吞咽是指口腔内的食团经咽和食管送入胃内的过程。

3. 胃的运动

（1）主要形式　①紧张性收缩；②容受性舒张；③蠕动。

（2）胃的排空及其影响因素　胃排空是指食糜由胃排入十二指肠的过程。

影响胃排空的因素：①食糜的理化性状和化学组成：混合食物排空的时间为4～6 h，三大营养营养物质的胃排空速度：糖类＞蛋白质＞脂肪。②胃内容物的量和体液因素：胃与十二指肠间的压力差增大，从而加速胃的排空。食物的扩张刺激和化学成分还可引起促胃液素释放，后者对胃运动有刺激作用，能加快胃的排空。③十二指肠内抑制胃排空的因素：酸、脂肪、高渗溶液及机械扩张均可反射性地抑制胃的运动，使胃排空减慢，这个过程称为肠-胃反射。

(3) 呕吐　是指胃和肠内容物被强力挤压，通过食管，从口腔驱出的动作。

4. 小肠的运动

(1) 主要运动形式　①紧张性收缩；②分节运动；③蠕动。

(2) 回盲括约肌的主要功能　防止回肠内容物过快地进入大肠，有利于小肠内容物的充分消化和吸收；阻止大肠内容物向回肠倒流。

(3) 小肠运动的调节　副交感神经的兴奋加强小肠运动，而交感神经兴奋抑制小肠运动。促胃液素、缩胆囊素可促进小肠的运动；而促胰液素、生长抑素和血管活性肠肽等则抑制小肠的运动。

5. 大肠的运动和排便

(1) 大肠的运动形式　袋状往返运动、分节推进和多袋推进运动、蠕动。集团蠕动为大肠特有的一种运动方式。

(2) 排便反射　初级排便中枢在脊髓腰骶部。排便反射为正反馈活动。

三、化学性消化

1. 唾液　唾液的作用：①溶解食物；②清洁和保护口腔；③唾液淀粉酶可使淀粉分解为麦芽糖；④排泄功能。

2. 胃液的成分和作用　胃液的 pH 为 0.9～1.5。胃液中除水和无机盐外，主要成分有盐酸、胃蛋白酶原、内因子和黏液等。

(1) 盐酸　由泌酸腺的壁细胞分泌。生理作用：①激活胃蛋白酶原，使其转变为有活性的胃蛋白酶，提供酸性环境。②促使食物中的蛋白质变性，使之易于被消化。③抑制和杀死随食物进入胃内的细菌。④进入十二指肠后促进胰液、胆汁和小肠液的分泌。⑤促进小肠对铁和钙的吸收。

(2) 胃蛋白酶原　由泌酸腺主细胞合成与分泌。胃酸激活蛋白酶原转变为胃蛋白酶，胃蛋白酶又可激活胃蛋白酶原。胃蛋白酶能将蛋白质水解成是朊和胨，以及少量多肽和氨基酸。

(3) 黏液　胃的黏液是由黏膜表面的上皮细胞、颈黏液细胞、贲门腺和幽门腺共同分泌的，胃黏液具有保护作用。

胃的自身保护机制：①黏液-碳酸氢盐屏障：胃黏液防止 H^+ 扩散至胃黏膜上皮细胞，胃黏膜的非泌酸细胞分泌 HCO_3^-。HCO_3^- 与胃黏膜表面的黏液形成黏液-碳酸氢盐屏障，保护胃黏膜不受胃腔内盐酸和胃蛋白酶的损伤。②胃黏膜屏障：胃黏膜上皮细胞和相邻上皮细胞之间的紧密连接形成胃黏膜屏障，防止胃腔内的 H^+ 向黏膜扩散。③胃部血流丰富。④胃黏膜能合成和释放某些前列腺素和生长抑素等自身保护性物质，保护胃黏膜。许多因素如乙醇、胆盐、阿司匹林等药物、肾上腺素以及幽门螺杆菌感染等，均可破坏或削弱胃黏膜的屏障作用，严重时可造成胃黏膜的损伤，引起胃炎或溃疡。

(4) 内因子　由泌酸腺的壁细胞分泌。保护维生素 B_{12} 不被小肠内水解酶破坏，并促进回肠上皮细胞吸收维生素 B_{12}。

3. 胃液分泌的调节

(1) 促进胃酸分泌的内源性物质　乙酰胆碱、组胺、促胃液素。

(2) 抑制胃酸分泌的内源性物质　生长抑素。

（3）消化期胃液分泌的调节　消化期胃液分泌的调节可按刺激部位的不同，分成头期、胃期和肠期。①头期胃液分泌：机制包括条件反射和非条件反射。特点是胃液分泌量多，酸度及胃蛋白酶原的含量均很高，消化力强。②胃期胃液分泌：分泌机制包括神经因素、体液因素。特点是胃液分泌量大，酸度也高，但胃蛋白酶原的含量较头期少，故消化力较头期弱。③肠期胃液分泌：由体液因素引起。特点是分泌量较少，总酸度和胃蛋白酶含量均较低。

消化期抑制胃液分泌的因素：除不良的精神、情绪因素可抑制胃液的分泌外，盐酸、脂肪和高渗溶液则是胃肠道内抑制胃液分泌的三个重要因素。

4. 胰液的性质、成分和作用　胰液的 pH 为 7.8～8.4。胰液中含有多种重要的消化酶、大量的水和无机物。

（1）碳酸氢盐　中和进入十二指肠的胃酸，使肠黏膜免受强酸的侵蚀，同时也能保持小肠内的碱性环境，为小肠内的多种消化酶发挥作用提供最适宜的 pH 环境。

（2）胰蛋白酶原、糜蛋白酶原　胰蛋白酶原由小肠黏膜分泌的肠激酶激活，胰蛋白酶可激活胰蛋白酶原（正反馈），也可激活糜蛋白酶原，使它们分别转化为有活性的酶。胰蛋白酶和糜蛋白酶都能将蛋白质水解为胨和胨，当两者协同作用时，可使蛋白质进一步分解成小分子多肽和氨基酸，多肽被羧基肽酶进一步分解成氨基酸。

（3）胰淀粉酶　将食物中的淀粉、糖原和大部分其他糖类（纤维素除外）水解成二糖和少部分三糖。

（4）胰脂肪酶　将脂肪水解成甘油、单酰甘油及脂肪酸。

胰液含有水解三大营养物质的消化酶，所以是消化能力最强、最重要的消化液。

5. 胰液分泌的调节　食物是刺激胰腺分泌的自然因素。进食后，胰液开始分泌或分泌增加，胰液的分泌也受神经、体液调节，分为头期、胃期和肠期。

（1）头期胰液的分泌　主要是通过神经反射（条件反射、非条件反射）引起的，其次为体液调节。占消化期胰液分泌量的 20%左右。

（2）胃期胰液的分泌　占消化期胰液分泌量的 5%～10%，由神经因素、体液因素引起。

（3）肠期胰液的分泌　占消化期胰液分泌量的 70%，碳酸氢盐和胰酶含量也高，主要由体液因素引起。

6. 胆汁的性质、成分和作用　胆汁不含消化酶，除含水分及钠、钾、钙、碳酸氢盐等无机成分外，还有胆色素、胆盐、胆固醇、卵磷脂、脂肪酸等有机成分。

胆汁的主要作用是促进脂肪的消化和吸收。胆汁可通过下列方式影响脂肪的消化和吸收：①乳化脂肪；②促进脂肪的吸收；③促进脂溶性维生素的吸收；④利胆作用：进入肠道的胆盐，在发挥其生理作用后，90%以上在回肠末端被肠黏膜重吸收入血液，经门静脉运回到肝再合成胆汁，而后又被排入肠内，这个过程称为胆盐的肠-肝循环，又称利胆作用。

7. 胆汁的分泌和排放及其调节　食物是引起胆汁分泌和排放的自然刺激物。胆汁的分泌和排放均受神经和体液因素的调节。迷走神经促进胆汁分泌和胆囊收缩。调节胆汁分泌和排放的体液物质主要有缩胆囊素、促胰液素和胆盐。

8. 小肠液的作用　肠致活酶能激活胰蛋白酶原转变成有活性的胰蛋白酶；弱碱性的黏液能保护肠黏膜免受机械性损伤和胃酸的侵蚀，免疫蛋白能抵抗进入肠腔的有害抗原；大量的小肠液可降低肠腔渗透压，有利于消化产物的吸收。

9. 大肠液的分泌及大肠内细菌的活动　大肠的分泌物富含黏液，黏液能保护肠黏膜和润滑粪便。结肠还分泌碳酸氢盐。

大肠细菌能合成B族维生素和维生素K。如果长期服用广谱抗生素，肠内细菌被抑制或杀灭，就可引起B族维生素和维生素K的缺乏。

四、吸收

1. 吸收的部位　小肠是吸收的主要部位。①食物经过在小肠内的消化作用，已被分解成可被吸收的小分子物质。②食物在小肠内停留的时间较长，一般是3～8 h，这提供了充分的吸收时间。③小肠吸收面积大：小肠长4～5 m，小肠黏膜环形皱褶、绒毛和微绒毛的存在使小肠黏膜的表面积增加600倍，达到200～250m^2。④小肠绒毛内部有毛细血管网、毛细淋巴管、平滑肌纤维等结构，有助于吸收。

一般认为，糖类、蛋白质和脂肪的消化产物大部分是在十二指肠和空肠吸收的，回肠主动吸收胆盐和维生素B_{12}。

2. 吸收的途径　在消化道，营养物质和水可通过跨细胞和旁细胞两条途径进入血液或淋巴液。营养物质通过细胞膜的方式有主动转运、被动转运（包括扩散、渗透和滤过）和入胞、出胞等形式。

3. 小肠内主要营养物质的吸收

（1）糖的吸收　主要以葡萄糖的形式吸收，转运方式为继发性主动转运。

（2）蛋白质的吸收　主要以氨基酸的形式吸收，转运方式为继发性主动转运。

（3）脂肪的吸收　脂类的消化产物中的脂肪酸、单酰甘油和胆固醇等都不溶于水，需胆盐帮助才能吸收。脂肪的吸收途径以淋巴为主。

（4）水的吸收　水以渗透方式通过小肠黏膜进入绒毛内的毛细血管。

（5）钠的吸收　钠的吸收机制是顺电化学梯度扩散入肠黏膜上皮细胞内，然后通过细胞底侧膜上钠泵的活动逆电化学梯度进行的主动转运过程。

（6）铁的吸收　铁主要在十二指肠和空肠被吸收。食物中的铁绝大部分是三价高铁，不易被吸收，需还原为亚铁后才易被吸收。维生素C能使高铁还原成亚铁而促进铁的吸收，胃酸也有促进铁吸收的作用，胃酸减少的患者，可发生缺铁性贫血。

（7）钙的吸收　钙的吸收部位主要在十二指肠。食物中的钙必须转变成水溶性的离子状态才能被吸收。维生素D、胆汁酸促进其吸收；脂肪酸、磷酸盐可以与钙形成不溶性的钙盐而阻碍钙的吸收。钙的吸收主要是通过主动转运完成的。

（8）维生素的吸收　大部分维生素在小肠上段被吸收，只有维生素B_{12}是在回肠被吸收的。脂溶性维生素A、D、E、K的吸收需要胆盐的帮助。大多数水溶性维生素（如维生素B_1、B_2、B_6等）是通过依赖于Na^+的同向转运体被吸收的，只有维生素B_{12}必须与内因子结合成复合物，才能在回肠被吸收。

五、消化器官活动的调节

1. 神经调节

（1）交感神经　节后纤维末梢释放去甲肾上腺素，属肾上腺素能纤维，对效应器官起抑制作用。

（2）副交感神经　节后纤维末梢释放去乙酰胆碱，对效应器官起兴奋作用。

（3）壁内神经丛。

消化器官活动的反射性调节：非条件反射、条件反射。

2. 体液调节

（1）胃肠激素对消化活动的调节 ①促胃液素：主要作用是促进胃酸和胰酶的分泌；其次，可促进胰液、胆汁、小肠液的分泌和胃肠运动。②促胰液素：主要作用于胰腺小导管的上皮细胞，使其分泌大量的水分和碳酸氢盐，因而使胰液的分泌量大增；其次，促进胰酶、胆汁和小肠液分泌，抑制胃酸分泌和胃肠运动。③缩胆囊素：主要作用有两个：一是促进胆囊强烈收缩，排出胆汁；二是促进各种胰酶的分泌，因而缩胆囊素又称促胰酶素。此外，缩胆囊素还可促进胃酸、胰液、胆汁、小肠液的分泌和胃肠运动。缩胆囊素和促胰液素之间具有协同作用，即一个激素可以加强另一个激素的作用。

（2）局部体液因素对消化活动的调节 ①组胺：与壁细胞上的组胺 H_2 受体结合，促进胃酸分泌。②前列腺素：前列腺素对进食、组胺和促胃液素等引起的胃液分泌有明显的抑制作用，它可能是胃液分泌的负反馈调节物。

习 题

一、名词解释

1. 消化

2. 机械性消化

3. 化学性消化

4. 吸收

5. 基本电节律

6. 胃肠激素

7. 脑-肠肽

8. 容受性舒张

9. 黏液-碳酸氢盐屏障

10 胃黏膜屏障

11. 胃排空

12. 分节运动

二、填空题

1. 消化管平滑肌经常保持微弱的持续收缩状态称为__________。
2. 目前发现的胃肠激素的化学本质均为__________。
3. 吸收铁和钙的主要部位是__________，吸收维生素 B_{12} 的部位是__________。
4. 内因子是由__________分泌的，其作用是__________。
5. 支配消化道平滑肌的多数迷走神经节后纤维末梢释放的递质是__________，引起胃肠运动__________。
6. 支配消化道平滑肌的交感神经节后纤维末梢释放的递质是__________，引起胃肠运动__________。
7. 胃的运动形式有__________、__________和__________等。
8. 三大营养物质的消化产物主要是在__________和__________内吸收的。
9. 淀粉被水解为__________后才能被小肠黏膜吸收，蛋白质需分解成__________时才能被吸收。
10. 胃液的主要成分有__________、__________、__________及__________。
11. 对消化器官功能影响较大的胃肠激素主要有__________、__________和__________等。
12. 可使胃蛋白酶原激活的物质是__________和__________。

三、选择题

(一) A 型题

1. 消化道内最重要的消化液为（　　）
   A. 唾液
   B. 胃液
   C. 胰液
   D. 胆液
   E. 小肠液
2. 唾液中的唯一的消化酶是（　　）
   A. 溶菌酶
   B. 唾液淀粉酶
   C. 黏液
   D. 蛋白酶
   E. 脂肪酶
3. 关于内因子的描述正确的是（　　）
   A. 与小肠吸收维生素 B_{12} 有关
   B. 促进小肠黏膜吸收维生素 D

C. 与维生素 B_1 吸收有关
D. 与巨幼红细胞性贫血有关
E. 与缺铁性贫血有关

4. 关于胃黏膜自身保护作用的描述正确的是（ ）
A. 覆盖于胃黏膜表面的黏液-碳酸氢盐屏障，防止 H^+ 和胃蛋白酶对胃黏膜的侵蚀
B. 胃黏膜上皮细胞顶部的细胞与相邻细胞的紧密连接，有防止 H^+ 透过的作用
C. 胃黏膜血流十分丰富，为胃黏膜细胞提供了丰富的代谢原料
D. 胃黏膜局部还存在着自身保护性物质
E. 以上都是

5. 下列食物胃排空快慢顺序正确的是（ ）
A. 脂肪、糖、蛋白质
B. 糖、蛋白质、脂肪
C. 蛋白质、糖、脂肪
D. 蛋白质、脂肪、糖
E. 以上均是

6. 胆汁促进脂肪消化和吸收主要与哪个成分有关（ ）
A. 脂肪酸
B. 胆盐
C. 胆固醇
D. 磷脂
E. $NaHCO_3$ 和水

7. 维生素 B_{12} 的吸收部位在（ ）
A. 胃
B. 十二指肠上部
C. 空肠上部
D. 结肠
E. 回肠

8. 关于脂肪吸收的叙述，正确的是（ ）
A. 脂肪酸、单酰甘油、甘油及胆固醇均可被小肠上皮细胞吸收
B. 进入细胞后的脂肪酸、单酰甘油等去路取决于脂肪酸的大小
C. 脂肪的吸收主要以淋巴为主
D. 脂肪的吸收有淋巴和血液两条途径
E. 以上均是

9. 激活胰蛋白酶原的物质是（ ）
A. 盐酸
B. 脂肪
C. 内因子
D. 糜蛋白酶
E. 肠激酶

10. 迷走神经兴奋时引起（ ）
A. 胃肠平滑肌活动增强，消化腺分泌减少
B. 胃肠平滑肌活动增强，消化腺分泌增加
C. 胃肠平滑肌活动减弱，消化腺分泌增加
D. 胃肠平滑肌活动减弱，消化腺分泌减少
E. 胃肠平滑肌活动变化不明显，消化腺分泌增加

11. 食物吸收的主要部位是（ ）
A. 口腔
B. 胃
C. 小肠
D. 结肠
E. 直肠

12. 胆盐发挥利胆作用的机制是（ ）
A. 乳化脂肪
B. 形成混合微胶粒
C. 肠-肝循环
D. 加速脂肪分解
E. 增加脂肪酶的作用

13. 关于胃肠激素的叙述错误的是（ ）
A. 由胃肠黏膜的内分泌细胞合成、释放
B. 调节消化腺分泌和消化道运动
C. 调节其他激素的释放
D. 具有促进消化道组织的代谢和生长的作用
E. 胃肠道发现的肽不存在于其他系统的器官中

14. 胃液的成分不包括（ ）
A. 盐酸

B. 胃蛋白酶原
C. 糜蛋白酶原
D. 黏液
E. 内因子
15. 纯净胃液是（　　）
A. pH 为 0.9～1.5 的无色酸性液体
B. pH 为 2.0～3.5 的淡黄色酸性液体
C. pH 为 4.0～6.0 的无色酸性液体
D. pH 为 6.5～7.0 的无色近中性液体
E. pH 为 7.4～8.0 的淡黄色碱性液体
16. 胃排空的主要动力是（　　）
A. 胃蠕动
B. 胃紧张性收缩
C. 胃容受性舒张
D. 幽门舒张
E. 迷走神经兴奋
17. 关于盐酸的作用，错误的是（　　）
A. 激活胃蛋白酶原
B. 保护胃黏膜免受食物摩擦损伤
C. 与钙和铁结合促进吸收
D. 使食物中的蛋白质变性
E. 杀死随食物入胃的细菌
18. 关于正常人胰液的叙述，错误的是（　　）
A. 胰液的 pH 值约为 8
B. 胰液的 HCO_3^- 浓度高
C. 每天分泌量＞1000 ml
D. 胰液中含有的消化酶种类最多
E. 促胰液素可使胰液中酶含量大增
19. 某患者胃大部切除后，出现了巨幼红细胞性贫血的症状和体征，其病因是（　　）
A. 壁细胞分泌盐酸减少
B. 主细胞分泌胃蛋白酶减少
C. G 细胞分泌促胃液素减少
D. 壁细胞分泌内因子减少
E. 黏液细胞分泌黏液减少
20. 关于消化道各部分吸收功能的叙述，错误的是（　　）
A. 小肠是吸收的主要部位
B. 口腔和食管基本无吸收功能
C. 胃可吸收乙醇、少量水分
D. 大肠主要吸收水分和盐类
E. 大部分营养物质在回肠被吸收
21. 关于小肠运动的叙述，错误的是（　　）
A. 小肠在消化期间存在周期性的移行性复合波
B. 紧张性收缩是其他运动方式的基础
C. 蠕动将食糜向前推进
D. 分节运动有助于血液和淋巴的回流
E. 分节运动对食糜的推动作用很大
22. 唾液中除含有唾液淀粉酶外，还有（　　）
A. 蛋白分解酶
B. 溶菌酶
C. 脂肪酶
D. 肽酶
E. 寡糖酶
23. 下列能够促进胃液分泌的因素是（　　）
A. 乙酰胆碱
B. 生长抑素
C. 脂肪
D. 盐酸
E. 高张溶液
24. 排便反射的初级中枢位于（　　）
A. 脊髓腰骶段
B. 脊髓胸段
C. 延髓
D. 脑桥
E. 中脑

（二）B 型题

A. 容受性舒张
B. 紧张性收缩
C. 蠕动
D. 肠-胃反射
E. 分节运动
1. 与胃贮存食物有关的是（　　）
2. 使胃保持一定的形状和位置的是（　　）
3. 与胃排空有着直接关系的是（　　）
A. 迷走-迷走反射
B. 十二指肠-结肠反射
C. 肠抑胃素
D. 肠-胃反射

E. 促胃液素

4. 引起胃排空的反射之一是（ ）

5. 抑制胃排空的反射之一是（ ）

6. 促进胃排空的激素是（ ）

A. 分节运动

B. 紧张性收缩

C. 蠕动

D. 蠕动冲

E. 回盲括约肌

7. 使小肠内的消化液与食糜充分混合的是（ ）

8. 使肠内维持一定压力的是（ ）

9. 与吞咽动作或食糜对十二指肠的刺激引起的反射有关的是（ ）

10. 有利于小肠内容物的完全消化和吸收的是（ ）

A. 盐酸

B. 胃蛋白酶原

C. 黏液

D. 内因子

E. 碳酸氢根离子和水

11. 与胃蛋白酶原激活有关（ ）

12. 对胃黏膜有保护作用（ ）

13. 与巨幼红细胞性贫血有关（ ）

A. 胃液

B. 胆汁

C. 胰液

D. 唾液

E. 小肠液

14. 能初步分解蛋白质的是（ ）

15. 可以把蛋白质分解成多肽和氨基酸的是（ ）

16. 可以把脂肪分解成脂肪酸的是（ ）

17. 不能分解脂肪，但可以乳化脂肪的是（ ）

四、问答题

1. 消化道平滑肌有哪些生理特性？

2. 为什么说小肠是吸收的主要场所？

3. 胃肠激素有哪些生理作用？

4. 胃大部分切除的患者可能会出现哪些消化和吸收功能障碍？

5. 为什么说胰液是最重要的消化液？

6. 胃液和胰液分泌过多或不足时，可能会出现哪些异常？

参考答案

一、名词解释

1. 消化：食物在消化管内被分解成为可被吸收的小分子物质的过程。
2. 机械性消化：通过消化道的运动，将食物研磨，与消化液混合，并向消化道远端推送的过程。
3. 化学性消化：通过消化液中消化酶的作用，将食物中的大分子物质分解为可吸收的小分子物质的过程。
4. 吸收：食物经过消化后形成的小分子营养物质、水、无机盐等透过消化道黏膜的上皮细胞进入血液和淋巴液的过程。

5. 基本电节律：消化道平滑肌细胞不论其收缩与否，均可记录到一种缓慢的、周期性的去极化和复极化的电位变化，称为慢波电位或基本电节律。
6. 胃肠激素：由胃肠黏膜内散在的多种内分泌细胞分泌的生物活性物质的总称。
7. 脑-肠肽：双重分布于中枢神经系统和胃肠道的肽类物质统称为脑-肠肽。
8. 容受性舒张：进食时，食物刺激口腔、咽、食管等处的感受器后，通过迷走神经反射性地引起胃底和胃体的平滑肌舒张，称为胃的容受性舒张。
9. 黏液-碳酸氢盐屏障：覆盖于胃黏膜表面的黏液与胃黏膜分泌的碳酸氢根离子结合在一起形成的凝胶层，称为黏液-碳酸氢盐屏障，它具有防止 H^+ 和胃蛋白酶的侵蚀，使胃黏膜免受损伤的作用。
10. 胃黏膜屏障：由胃黏膜上皮细胞的顶部细胞膜和连接邻近细胞的紧密连接组成，具有阻止胃腔内的 H^+ 进入黏膜，防止 Na^+ 从胃黏膜扩散入胃腔的作用，这种结构及功能特性所形成的生理屏障，称为胃黏膜屏障。
11. 胃排空：食糜由胃排入十二指肠的过程称为胃的排空。
12. 分节运动：是小肠的一种以环行肌为主的节律性收缩和舒张运动。

二、填空题

1. 紧张性收缩
2. 肽类
3. 十二指肠；回肠。
4. 壁细胞；保护和促进维生素 B_{12} 吸收
5. 乙酰胆碱；加强
6. 去甲肾上腺素；减弱
7. 容受性舒张；紧张性收缩；蠕动
8. 十二指肠；空肠
9. 单糖；氨基酸
10. 胃酸；胃蛋白酶原；黏液；内因子
11. 促胃液素；促胰液素；缩胆囊素
12. 胃酸；胃蛋白酶

三、选择题

(一) A 型题

1. C 2. B 3. D 4. E 5. B 6. B 7. E 8. E 9. E 10. B 11. C 12. C 13. E
14. C 15. A 16. A 17. B 18. E 19. D 20. E 21. E 22. B 23. A 24. A

(二) B 型题

1. A 2. B 3. C 4. A 5. D 6. E 7. A 8. B 9. D 10. E 11. A 12. C 13. D
14. A 15. C 16. C 17. B

四、问答题

1. ①自动节律性收缩：消化道平滑肌能够自动节律性收缩，但收缩很缓慢，节律性远不如心肌规则；②富有伸展性：消化道平滑肌能适应实际的需要而作很大的伸展；③兴奋性较低：消化道平滑肌的兴奋性较骨骼肌为低；④具有紧张性：消化道平滑肌经常保持在一种微弱的持续收缩状态，称为紧张性；⑤对某些理化因素刺激的敏感性：消化道平滑肌对电刺激不敏感，但对牵张、温度和化学刺激特别敏感。

2. ①小肠长度长，黏膜上具有环形皱褶，并拥有大量的绒毛和微绒毛，具有巨大的吸收面积；②食物在小肠内停留的时间较长（3～8 h）；③食物在小肠内已被消化为适于吸收的小分子物质；④小肠绒毛内部有丰富的毛细血管、毛细淋巴管、平滑肌纤维和神经纤维网等结构，进食可引起绒毛产生节律性的伸缩和摆动，可加速绒毛内血液和淋巴液的流动，有助于吸收。

3. ①调节消化道的运动和消化腺的分泌：如促胃液素能促进胃酸分泌和促进胃、小肠的运动；②调节其他激素的释放：如生长抑素、胰多肽、血管活性肠肽等对生长素、胰岛素、胰高血糖素和促胃液素等的释放均有调节作用；③营养作用：如促胃液素能刺激胃泌酸部位的黏膜和十二指肠黏膜合成蛋白质、RNA 和 DNA，从而促进其生长。

4. 胃大部分切除后，胃容纳、贮存食物的功能减弱，胃内的机械性消化和化学性消化减弱，进食后食物迅速进入小肠，大量食物进入小肠后不利于小肠内的消化和吸收，且由于肠内容物的容量增加，易引起呕吐。胃大部分切除后，胃黏膜的泌酸腺区缺失，胃液的几种主要成分的分泌量大幅下降甚至缺乏。胃酸和胃蛋白酶分泌不足，使蛋白质不能被初步分解，而且还影响小肠内的消化。胃酸缺乏，不能促进促胰液素的分泌，进而使胰液、胆汁和小肠液的分泌较少，这又影响糖、蛋白质和脂肪在小肠内的消化、分解。这些成分不能被彻底分解就不能被充分吸收。胆汁分泌减少，胆盐不足，使脂肪的消化吸收减弱。由于胃酸分泌减少，将会影响小肠对铁和钙的吸收，导致患者易患缺铁性贫血，并出现缺钙的表现。由于内因子的分泌不足，使维生素 B_{12} 吸收障碍，导致患者易患巨幼红细胞性贫血。

5. 胰液中含有三种主要营养物质的水解酶，胰液是所有消化液中消化食物最全面、消化力最强的一种。胰淀粉酶：对淀粉的水解率很高，消化产物为麦芽糖和葡萄糖；胰脂肪酶：分解三酰甘油为脂肪酸、单酰甘油、甘油；胰蛋白酶和糜蛋白酶：两者单独作用于蛋白质时可将蛋白质分解为小分子的多肽和氨基酸。临床试验证明，当胰液分泌障碍时，即使其他消化腺的分泌都正常，食物中的脂肪和蛋白质仍不能完全消化，从而也影响吸收，同时，脂溶性维生素的吸收也受影响。

6. ①胃液分泌不足时，胃酸和胃蛋白酶原含量不足，使胃内蛋白质的初步分解作用减弱，胃酸含量的减少使促胰液素分泌也减少，进而影响胰液、胆汁和小肠液的分泌，胰液和胆汁减少将出现小肠内消化吸收功能降低，胃酸含量不足使铁和钙吸收减少，引起相应的病变。内因子的不足则使维生素 B_{12} 吸收障碍，从而影响红细胞的成熟；相反，胃液分泌过多，尤其是盐酸分泌过多时，对胃和十二指肠黏膜有侵蚀作用，是胃溃疡发病的重要原因之一。②胰液分泌不足时，将使小肠内的消化和吸收受到影响，尤其是脂肪和蛋白质不能完全消化，从而也影响吸收，同时还影响脂溶性维生素的吸收。当暴饮暴食引起胰液分泌过多时，胰管内压力升高，导致胰腺导管和胰腺腺泡破裂，胰蛋白酶原大量外溢入胰腺间质，并被组织液激活，超过胰蛋白酶原抑制因子的作用能力，于是引起胰腺自身消化而发生急性胰腺炎。

（新疆医科大学高等职业技术学院　杜　靖）

第七章　能量代谢

学习要点

一、能量代谢的概念

能量代谢是指物质代谢过程中所伴随的能量释放、转移、贮存和利用的过程。

二、能量的来源和转化

1. 能量的来源　机体生理活动所需的能量来源于三大营养物质：糖、脂肪和蛋白质。糖是主要的供能物质。糖的供能方式分为有氧氧化和无氧酵解。脂肪是主要的贮能和供能物质。蛋白质一般不氧化供能。

2. 机体能量的转化　ATP既是体内重要的贮能物质，又是直接供能物质。磷酸肌酸常被看作是ATP的贮存库。人体从三大营养物质中获得的能量，除骨骼肌运动完成的机械外功以外，其余最终都将以热能形式向体外散发。

三、能量代谢的测定原理和方法

1. 测定原理　机体的能量代谢过程遵循能量守恒定律。测定单位时间内机体所散发的总热量就可以得到机体的能量代谢率。

2. 食物的热价、氧热价和呼吸商

（1）食物的热价（卡价）　1g食物在体内完全氧化（或在体外燃烧）所释放的热量。

（2）食物的氧热价　某种营养物质被氧化时，每消耗1L氧所产生的热量。

（3）呼吸商　某种营养物质在体内氧化时，一定时间内CO_2产生量与O_2消耗量的比值。非蛋白呼吸商是指糖和脂肪氧化时，CO_2的产生量与O_2消耗量的比值。

3. 能量代谢率的简化测定法　①把测得的混合呼吸商值（即测得的一定时间内总CO_2产生量与总O_2消耗量的比值）认为是非蛋白呼吸商；②根据呼吸商查出对应的氧热价；③用O_2消耗量乘以氧热价，即可得出该时间内的产热量。用简化测定法所得的数据与间接测定方法的计算结果非常接近，因而被广泛应用。

四、影响能量代谢的因素

1. 肌肉活动　肌肉活动对能量代谢的影响最为显著。

2. 环境温度　人在安静状态时的能量代谢，以在20～30℃的环境中最稳定。当环境温度低于20℃或高于30℃时，能量代谢率也会增加。

3. 食物的特殊动力效应　食物能使机体“额外”产热的作用，称为食物的特殊动力效应。蛋白质食物的特殊动力效应最高。

4. 精神活动　精神紧张或情绪激动时使能量代谢增加。

五、基础代谢

1. 基础代谢　指人体在基础状态下的能量代谢。

2. 基础状态　清晨、安静，静卧，距前次进餐12小时以上，环境温度保持在20～25℃。

3. 基础代谢率　单位时间内的基础代谢，单位为kJ/（m^2·h）。

基础代谢率的相对值与正常平均值相差在±15%之内均属于正常，相差超过±20%时，可能是病理变化。是临床诊断甲状腺疾病的主要辅助方法。

六、体温及生理变动

1. 体温的概念　体温是指机体深部的平均温度。正常值：直肠温度为36.9～37.9℃，口腔温度为36.7～37.7℃，腋窝温度为36.0～37.4℃。

2. 体温的生理变动

（1）昼夜变化　体温在清晨2～6时最低，午后1～6时最高。

（2）性别　成年女性的体温平均比男性高0.3℃，月经期和排卵前较低，排卵日最低，排卵后体温升高0.2～0.5℃，直到下次月经来潮。

（3）年龄　新生儿，特别是早产儿，体温易受环境温度的影响。老年人基础代谢率低，其体温低于正常青壮年。

（4）肌肉活动　肌肉活动时代谢增强，产热量明显增加，导致体温升高。

（5）其他因素　情绪激动、精神紧张、环境温度、进食和麻醉药物等情况都会影响体温。

七、机体的产热

1. 主要的产热器官　内脏器官（安静时）、骨骼肌（运动或劳动时）。

2. 产热形式

（1）寒战产热　在寒冷环境中骨骼肌发生不随意的节律性收缩。

（2）非寒战产热（代谢产热）　是指寒冷刺激加强了机体代谢而增加产热的形式，以机体褐色脂肪组织的代谢产热量最大。

八、机体的散热

1. 主要散热部位为皮肤。

2. 散热方式

（1）辐射散热　机体以热射线的形式将体热传给外界较冷物体的散热方式。影响因素：体表面积的大小、皮肤与周围环境的温度差。

（2）传导散热　机体将热量直接传给和它相接触的较冷物体的散热方式。影响因素：皮肤与所接触物体表面的温度差、物体的导热性和接触面积大小。在临床上常使用冰帽、冰袋给高热患者降温。

（3）对流散热　通过气体流动进行热量交换的散热方式，是传导散热的一种特殊形式。影响因素：风速、皮肤与周围环境之间的温度差、机体的有效散热面积。

（4）蒸发散热　体表的水分汽化时吸收热量而散发体热的散热方式。不感蒸发（不显汗）是指体内的水分直接透出皮肤和呼吸道黏膜，在未形成明显的水滴之前就蒸发掉的一种散热方式，一般每天为1000 ml左右。出汗（可感蒸发）：是指汗腺分泌汗液的过程。劳动强度、环境温度和湿度、风速都能影响出汗。

3. 散热的调节　皮肤血流量的增加或减少对机体散热有重要作用。出汗有温热性出汗和精神性出汗，后者与体温调节有关。

九、体温调节

1. 行为性体温调节　机体通过一定的行为来保持体温的相对稳定。

2. 自主性体温调节　在体温调节中枢控制下，调节机体产热和散热过程，使体温保持相对恒定的体温调节方式。

自主性体温调节是体温调节的基础，行为性体温调节是体温调节的补充。

3. 外周温度感受器　分布在中枢神经系统以外的温度感受器，广泛分布于皮肤、黏膜、内脏、肌肉等部位。分为热感受器和冷感受器。

4. 中枢温度感受器　分布在中枢神经系统中的对温度变化敏感的神经元，分为热敏神经元和冷敏神经元。

5. 体温调节中枢　基本中枢在下丘脑。目前认为视前区/下丘脑前部是体温调节中枢整合的关键部位。

6. 体温调定点学说

（1）起调定点作用的是PO/AH的中枢性温度敏感神经元。

（2）调定点的正常数值：37℃。

（3）体温超过37℃时，热敏神经元活动增强，散热大于产热，使体温降回到37℃；体温低于37℃时，冷敏神经元活动增强，产热大于散热，使体温回升到37℃。

习　题

一、名词解释

1. 能量代谢

2. 食物的热价

3. 食物的氧热价

4. 呼吸商

5. 基础代谢率

6. 体温

7. 蒸发散热

二、填空题

1. 能量代谢是指机体内伴随物质代谢过程而发生的能量__________、__________、__________和__________的过程。
2. 机体内能量形式转化的最终形式主要是__________。
3. 营养物质在体内氧化时，一定时间内__________与__________的比值称为呼吸商。
4. 营养物质分解氧化时，消耗 1 L O_2 所产生的热量称为__________。
5. 影响能量代谢的因素主要有__________、__________、__________和__________，其中影响最显著的因素是__________。
6. 测定基础代谢率时，应在餐后__________ h 以上进行，室温应保持在__________℃之间。
7. 人体体温之所以能经常保持相对恒定，是由于在体温调节机构控制下__________和__________两个生理过程动态平衡的结果。
8. 人体在安静时的主要产热器官是__________，在劳动或运动时的主要产热器官是__________。产热形式包括__________和__________两种
9. 机体的散热有__________、__________、__________和__________四条途径。
10. 体温调节的基本中枢位于__________，温度感受器可分为__________和________两类。

三、选择题

(一) A 型题

1. 机体 70%的能量来自（　　）
   A. 糖的氧化
   B. 脂肪的氧化
   C. 蛋白质的氧化
   D. 核酸的分解
   E. 脂蛋白的分解
2. 机体内能直接供能的物质是（　　）
   A. 磷酸肌酸
   B. 三磷酸腺苷
   C. 葡萄糖
   D. 脂肪酸
   E. 糖原
3. 体内能量的主要贮存物质是（　　）
   A. 糖原
   B. 脂肪
   C. 蛋白质
   D. 葡萄糖
   E. 肝糖原
4. 既是机体内的贮能物质又是机体内的直接供能物质的是（　　）
   A. 磷酸肌酸
   B. 葡萄糖
   C. 三磷酸腺苷
   D. 脂肪酸
   E. 肝糖原
5. 机体从食物中获取的能量除对外做功外，最终都转化为（　　）
   A. 化学能
   B. 电能
   C. 渗透能
   D. 热能
   E. 糖原
6. 特殊动力效应最大的食物是（　　）
   A. 糖
   B. 脂肪
   C. 蛋白质
   D. 混合食物

E. 维生素
7. 机体安静时，能量代谢最稳定的环境温度是（ ）
A. 0～5℃
B. 5～10℃
C. 15～20℃
D. 20～30℃
E. 30～35℃
8. 呼吸商是指同一时间内（ ）
A. O_2 消耗量/CO_2 产生量
B. CO_2 产生量/O_2 消耗量
C. 产热量/1 g 营养物质
D. 产热量/1 L O_2
E. 产热量/1 L CO_2
9. 基础代谢率的正常变化范围应为（ ）
A. ±30%
B. ±25%
C. ±20%
D. ±15%
E. ±10%
10. 基础代谢率常用于下列什么疾病的诊断（ ）
A. 垂体功能低下
B. 肾上腺皮质功能亢进和低下
C. 甲状腺功能亢进和低下
D. 糖尿病
E. 肥胖
11. 生理学所指的体温是指（ ）
A. 体表平均温度
B. 机体深部的平均温度
C. 腋窝内的温度
D. 口腔内的温度
E. 脑内的平均温度
12. 体温的昼夜波动不超过（ ）
A. 1.0℃
B. 0.3℃
C. 0.5℃
D. 0.1℃
E. 0.8℃
13. 关于体温生理变异的叙述，错误的是（ ）
A. 女性排卵日体温最低
B. 新生儿体温易波动
C. 清晨 2～6 时最高，下午 1～6 时最低
D. 体温随年龄的增大而降低
E. 体力劳动时，体温可略微升高
14. 与女性体温随月经周期变化有关的激素是（ ）
A. 孕激素
B. 雌激素
C. 促卵泡激素
D. 黄体生成素
E. 雄激素
15. 劳动或运动时，人体的主要产热器官是（ ）
A. 肝
B. 肾
C. 脑
D. 骨骼肌
E. 心脏
16. 安静时人体的主要产热器官是（ ）
A. 内脏
B. 血液
C. 皮肤
D. 骨骼肌
E. 心脏
17. 人体的主要散热器官是（ ）
A. 肺
B. 肾
C. 消化道
D. 皮肤
E. 汗腺
18. 环境温度高于皮肤温度时，机体散热的方式是（ ）
A. 辐射散热
B. 可感蒸发散热
C. 对流散热
D. 不感蒸发散热
E. 传导散热

19. 给高热患者乙醇擦浴是为了增加（　　）
   A. 辐射散热
   B. 传导散热
   C. 蒸发散热
   D. 对流散热
   E. 辐射和传导散热
20. 体温调节的基本中枢位于（　　）
   A. 下丘脑
   B. 脑桥
   C. 延髓
   D. 脊髓
   E. 大脑皮层

（二）B 型题

   A. 辐射散热
   B. 传导散热
   C. 对流散热
   D. 蒸发散热
   E. 辐射和对流散热
1. 常温、安静状态下，机体散热的主要方式是（　　）
2. 环境温度高于皮肤温度时，机体的散热方式是（　　）
   A. 35.7～36.7℃
   B. 36.0～37.4℃
   C. 36.7～37.7℃
   D. 36.9～37.9℃
   E. 37.0～37.4℃
3. 腋窝温度的正常值是（　　）
4. 口腔温度的正常值是（　　）
   A. 增加辐射散热
   B. 增加传导散热
   C. 增加对流散热
   D. 增加蒸发散热
   E. 增加辐射散热和传导散热
5. 临床上对体温过高的患者进行乙醇擦浴，其原理是（　　）
6. 临床上用冰囊、冰帽给体温过高的患者降温，其原理是（　　）
   A. 全身
   B. 躯干部分
   C. 手掌、足跖及前额等部位
   D. 四肢
   E. 口唇周围
7. 温热性发汗见于（　　）
8. 精神性发汗主要见于（　　）

四、问答题

1. 简述体内能量的来源和转化。

2. 试述影响能量代谢的主要因素。

3. 什么叫基础代谢率？基础代谢率的正常值是多少？临床上测定基础代谢率时有何要求？

4. 简述机体的主要散热方式及其影响因素。根据散热原理，如何降低高热患者的体温？

参考答案

一、名词解释

1. 能量代谢：生物体内物质代谢过程中所伴随的能量释放、转移、贮存和利用的过程称为能量代谢。
2. 食物的热价：1 g 营养物质在氧化分解时所释放出的热量，称为该物质的热价或卡价。
3. 食物的氧热价：某营养物质氧化时，消耗 1 L 氧所产生的热量，称为该食物的氧热价。
4. 呼吸商：营养物质氧化时，一定时间内 CO_2 的产生量与 O_2 消耗量的比值，称为呼吸商。
5. 基础代谢率：单位时间内的基础代谢称为基础代谢率。
6. 体温：是指机体深部的平均温度。
7. 蒸发散热：指利用水分从体表汽化时吸收体热的散热方式。

二、填空题

1. 释放；转移；贮存；利用
2. ATP
3. 二氧化碳产生量；氧消耗量
4. 食物的氧热价
5. 肌肉活动；环境温度；食物的特殊动力效应；精神活动；肌肉活动
6. 12；20～25℃
7. 产热；散热
8. 内脏；骨骼肌；寒战产热；非寒战产热
9. 辐射散热；传导散热；对流散热；蒸发散热
10. 下丘脑；外周温度感受器；中枢温度感受器

三、选择题

(一) A型题

1. A 2. B 3. B 4. C 5. D 6. C 7. D 8. B 9. D 10. C 11. B 12. A 13. C 14. A 15. D 16. A 17. D 18. B 19. C 20. A

(二) B型题

1. A 2. D 3. B 4. C 5. D 6. B 7. A 8. C

四、问答题

1. 机体生理活动所需的能量来源于三大营养物质：糖、脂肪和蛋白质，其中最主要的是糖。营养物质在体内氧化分解时所释放的能量，约50%直接转化为热能；其余部分主要以ATP的形式储存于组织中。最终，ATP除对外做功外，其余将转换成热能。
2. 影响能量代谢的因素：①肌肉活动：安静时，骨骼肌的产热量占总热量的20%，剧烈运动时可达90%，因此，对能量代谢的影响最大。②环境温度：在20～30℃的环境中能量代谢最为稳定，过高或过低均能增加能量代谢。③食物的特殊动力效应：食物可使机体"额外"产热。各种食物中，蛋白质的特殊动力效应最大。④精神活动：精神紧张时可使不随意肌紧张加强、交感神经兴奋和某些激素（如甲状腺激素）分泌增加，产热增多。
3. 单位时间内的基础代谢称为基础代谢率，单位是 $kJ/(m^2 \cdot h)$。在临床上常以相对值与正常平均值的差值来表示，正常差值为±15%。基础代谢率的测定是临床诊断甲状腺疾病的主要辅助方法，在甲状腺功能亢进时或甲状腺功能低下则升高或降低。
4. 机体散热的方式有：①辐射散热：指机体以热射线的形式向外界发散体热的散热方式。散热量和皮肤温度与周围环境的温度差以及人体的有效散热面积呈正比。②传导散热：指机体的热量直接传给与它接触的较冷物体的散热方式。散热量和皮肤温度与受热物体的温度差、接触面积以及受热物体的导热性呈正比。③对流散热：指通过气体流动来交换热量的散热方式。散热量和皮肤与环境之间的温度差以及风速呈正比。④蒸发散热：包括不感蒸发和可感蒸发。不感蒸发：是指水分直接透出皮肤而在未变成液滴之前即已蒸发的蒸发方式。不感蒸发量和体温以及环境温度呈正比。可感蒸发：指通过汗腺分泌在皮肤表面有明显汗液存在而被蒸发的蒸发方式。可感蒸发受劳动或运动强度、环境温度和湿度以及风速的影响。

   根据散热的原理，给高热患者进行降温的措施有：使用冰帽和冰囊（增加传导散热）；通风并减少衣着（增加对流散热）；乙醇擦浴（促进蒸发散热）；降低周围环境温度可增加辐射、传导及对流散热。

（益阳医学高等专科学校 阳泽华）

第八章　肾的排泄功能

学习要点

一、排泄的概念

排泄是指机体将物质代谢的终产物、体内过剩的物质以及进入体内的异物，经血液循环由排泄器官排出体外的过程。

肾是最重要的排泄器官，具有排泄、维持内环境相对稳定和内分泌功能。

二、肾的结构特点

1. 肾单位　肾单位是肾的基本结构和功能单位，由肾小体和肾小管组成，而肾小体又由肾小球和肾小囊组成。肾小球具有滤过功能，肾小管具有重吸收功能和分泌功能。

2. 集合管　具有重吸收功能和分泌功能，并在尿的稀释和浓缩过程中起着重要的作用。

3. 球旁器　又称近球小体，由球旁细胞、致密斑和球外系膜细胞组成。球旁细胞分泌肾素。致密斑能感知小管液中 Na^+、Cl^- 含量的变化，并将信息传递给球旁细胞，调节肾素的释放。

三、肾的血液循环特点

1. 肾的血液供应特点

（1）肾血流量大　安静状态时，流经肾的血流量为 1200 ml/min，相当于心输出量的 1/5～1/4。94％分布在肾皮质，6％分布在肾髓质。

（2）有两套毛细血管网　肾小球毛细血管网血压高，有利于肾小球的滤过；肾小管周围毛细血管网血压低，有利于肾小管对小管液中物质的重吸收。

2. 肾血流量的调节　包括神经调节、体液调节和自身调节三种方式，安静状态时，主要通过自身调节使肾血流量保持相对稳定。

肾血流量的自身调节是指动脉血压在一定范围（80～180 mmHg）内变动时，肾血管通过调节可保持肾血流量的相对稳定。其生理意义在于肾泌尿活动在一定范围内不受动脉血压变动的影响，对维持肾排泄功能具有重要意义。

特殊情况下，肾交感神经兴奋，肾上腺素、去甲肾上腺素等分泌增加，肾血管收缩，肾血流量减少。在安静状态下，交感神经的紧张性很低，肾上腺素、去甲肾上腺素等激素浓度很低，对肾血流量无明显影响。

四、肾小球的滤过功能

肾小球滤过作用是指血液流经肾小球毛细血管时，除血细胞和血浆蛋白外，血浆中的水和小分子溶质透过滤过膜进入肾小囊腔形成原尿的过程。

1. 肾小球滤过率和滤过分数　肾小球滤过率是指单位时间（每分钟）内两肾所生成原尿的量，正常成人平均为125 ml/min。滤过分数是指肾小球滤过率与肾血浆流量的比值，正常值为19%。

2. 滤过的结构基础——滤过膜　滤过膜具有机械屏障和电学屏障作用。

3. 滤过的动力——有效滤过压　促使肾小球滤过的有效动力是有效滤过压。有效滤过压＝肾小球毛细血管血压－（血浆胶体渗透压＋肾小囊内压）

五、影响肾小球滤过的因素

1. 滤过膜的通透性和面积　滤过膜的通透性增大可出现蛋白尿、血尿。滤过面积减小，出现少尿或无尿。

2. 有效滤过压　①动脉血压在10.7～24.0 kPa（80～180 mmHg）范围内波动时，肾小球毛细血管血压保持不变，肾小球滤过率也不变。当动脉血压低于10.7 kPa（80 mmHg）时，肾小球毛细血管血压下降，有效滤过压减小，滤过率降低，出现少尿或无尿。②血浆胶体渗透压在正常生理情况下保持相对稳定。静脉大量快速注射生理盐水，或某些病理情况使血浆蛋白质浓度明显下降时，血浆胶体渗透压下降，有效滤过压增大，肾小球滤过率增多，尿量增加。③肾小囊内压在正常情况下变化不大。肿瘤压迫、输尿管结石等造成尿路梗阻，肾小囊内压升高，有效滤过压下降，滤过率减少。

3. 肾血浆流量　肾小球全段都具有滤过功能，但滤过的长度与血浆胶体渗透压的升高速度有关。在其他条件不变时，肾血浆流量对滤过率的影响是通过改变血浆胶体渗透压上升的速度进而改变肾小球毛细血管滤过的长度来实现的。

六、肾小管和集合管的重吸收功能

重吸收是指小管液在流经肾小管各段和集合管时，小管液中的物质通过小管上皮细胞进入管周毛细血管血液的过程。

肾小管各段和集合管都具有选择性重吸收功能。葡萄糖、氨基酸可全部被重吸收，水、Na^+、HCO_3^- 等绝大部分被重吸收，尿素、磷酸根部分被重吸收，而肌酐等代谢产物以及进入人体的异物不被重吸收而全部排出体外。

1. 重吸收的部位　近端小管是重吸收的主要部位。重吸收小管液中全部的葡萄糖、氨基酸，80%～90%的 HCO_3^-、65%～70%的水、Na^+、K^+、Cl^- 等。余下的水和盐类在髓袢细段、髓袢升支粗段、远曲小管和集合管被重吸收，少量随尿液排出。远曲小管和集合管重吸收的物质较少，受抗利尿激素、醛固酮等因素的影响，在调节机体的水平衡、电解质平衡和酸碱平衡中起重要作用。

2. 重吸收的方式　重吸收的方式有主动重吸收和被动重吸收两种。

3. 几种重要物质的重吸收

（1）Na^+ 的重吸收　①近端小管主动重吸收 Na^+。其重吸收机制可用“泵-漏学说”来解释。②髓袢升支粗段主动重吸收 Na^+，其上皮细胞的管腔膜上有转运 Na^+、Cl^-、K^+ 的同向转运体。

（2）水的重吸收　有调节性重吸收和必然性重吸收两种形式。在远曲小管和集合管，水的重吸收属于调节性重吸收，远曲小管和集合管的上皮细胞对水的通透性受抗利尿激素调节，根据机体是否缺少水分来进行调节。在肾小管其他段，特别是近端小管，水的重吸收是伴随溶质的重吸收而进行的，属于必然性重吸收，重吸收的量总是占原尿中水的65%～70%，与机体是否缺水无关。

（3）HCO_3^- 和 Cl^- 的重吸收　小管液中的 HCO_3^- 80%～85%在近端小管被重吸收，与上皮细胞的 Na^+-H^+ 交换耦联进行，以 CO_2 的形式进入小管上皮细胞。65%～70%的 Cl^- 是在近端小管被动重吸收的。由于 Na^+ 的主动重吸收，造成小管内、外之间的电位差，Cl^- 即顺管内、外的电位差而被吸收。

（4）K^+ 的重吸收　小管液中的 K^+ 绝大部分在近端小管已被主动重吸收，尿液中的 K^+ 主要来自远曲小管和集合管的分泌。

（5）葡萄糖的重吸收　部位仅限于近端小管。为继发性主动重吸收。通常将尿中不出现葡萄糖时的最高血糖浓度称为肾糖阈。

（6）其他物质的重吸收　小管液中氨基酸、HPO_4^{2-}、SO_4^{2-} 的重吸收均为继发性主动重吸收。

七、影响肾小管和集合管重吸收的因素

1. 小管液中溶质浓度　由于小管液中溶质浓度增高所引起尿量增多的利尿方式，称渗透性利尿。临床上静脉大量注射甘露醇或山梨醇利尿消肿、糖尿病患者多尿的原因均为渗透性利尿。

2. 肾小球滤过率　无论肾小球滤过率增多或减少，近端小管对滤液的重吸收率始终占肾小球滤过率的65%～70%，这种现象称为球-管平衡。其生理意义是使终尿量和尿钠不致因肾小球滤过率的增减而发生大幅度变动，从而保持尿量和尿钠的相对稳定。

八、肾小管和集合管的分泌功能

在肾小管和集合管，小管上皮细胞将自身代谢所产生的物质或血液中的物质转运至小管的过程称为分泌。由肾小管、集合管分泌的物质有 H^+、K^+ 和 NH_3 等。

1. H^+ 的分泌　近端小管、远曲小管和集合管都能分泌 H^+，但分泌 H^+ 能力最强的是近端小管。H^+ 通过 Na^+-H^+ 交换分泌入肾小管腔内。

2. K^+ 的分泌　K^+ 的分泌与 Na^+ 的重吸收相耦联的过程，即为 K^+-Na^+ 交换。

3. NH_3 的分泌　NH_3 主要由远曲小管和集合管分泌。H^+ 的分泌可促进 NH_3 的分泌。

九、尿液的浓缩和稀释

肾具有很强的浓缩和稀释尿液的功能，对维持机体的渗透压平衡、水平衡具有重要意义。当机体缺水时，尿液渗透压明显高于血浆渗透压，称高渗尿，表示尿液被浓缩；当机体水过剩时，尿液渗透压明显低于血浆渗透压，称低渗尿，表示尿液被稀释。

尿液的浓缩和稀释过程主要在肾髓质内的远曲小管和集合管中进行，受抗利尿激素（ADH）的调节。肾髓质组织液是高渗的，从外髓质到内髓质具有明显的高渗透压梯度。

1. 肾髓质高渗梯度的形成机制

（1）内髓部高渗梯度的形成　与髓袢升支细段对 NaCl 被动扩散和尿素的再循环有关。

（2）外髓部高渗梯度的形成　与外髓部的髓袢升支粗段主动重吸收 NaCl 有关。

2. 髓质高渗梯度的保持　直小血管的逆流交换作用。

十、尿生成的调节

1. 体液调节

（1）抗利尿激素　抗利尿激素（ADH）又称血管升压素（VP），由下丘脑的视上核和室旁核的神经元胞体合成，经下丘脑-垂体束运输到神经垂体贮存，并由此释放入血液。抗利尿激素的主要作用：增加远曲小管和集合管上皮细胞对水的通透性，使水重吸收增加，尿量减少，即抗利尿作用。血浆晶体渗透压升高、循环血量减少和血压下降，均可刺激抗利尿激素分泌和释放增多。反之，则抑制抗利尿激素的分泌和释放。

大量饮入清水使尿量增多的现象称水利尿。

（2）醛固酮　醛固酮由肾上腺皮质球状带合成和分泌。主要促进远曲小管和集合管对 Na^+ 的重吸收，同时促进 K^+ 的排出，即有保 Na^+ 排 K^+ 的作用。在保 Na^+ 的同时，Cl^- 和水的重吸收也增加，细胞外液量增加。醛固酮分泌的调节：①主要受肾素-血管紧张素-醛固酮系统调节。②血 Na^+ 浓度下降和血 K^+ 浓度升高，均可刺激肾上腺皮质球状带分泌醛固酮。

2. 神经调节　肾主要受交感神经支配。肾交感神经兴奋，节后纤维末梢释放去甲肾上腺素，使肾血管收缩，肾血流量减少，肾小球滤过率降低，尿量减少。但正常人在安静状态下，肾交感神经的紧张性很低，对肾血流量无明显影响。只有在机体大量失血、腹泻、呕吐等情况下体液大量丢失时，肾交感神经对尿液的生成具有一定的调节作用。

十一、尿液

1. 尿量　正常成人每昼夜尿量为 1000～2000 ml，平均为 1500 ml。每昼夜尿量如长期＞2500 ml，称为多尿。多尿会导致机体脱水、电解质紊乱。每昼夜尿量在 100～500 ml 之间，称为少尿。每昼夜尿量＜100 ml，称为无尿。少尿和无尿会使代谢产物在体内积蓄，导致尿毒症。

2. 排尿反射过程

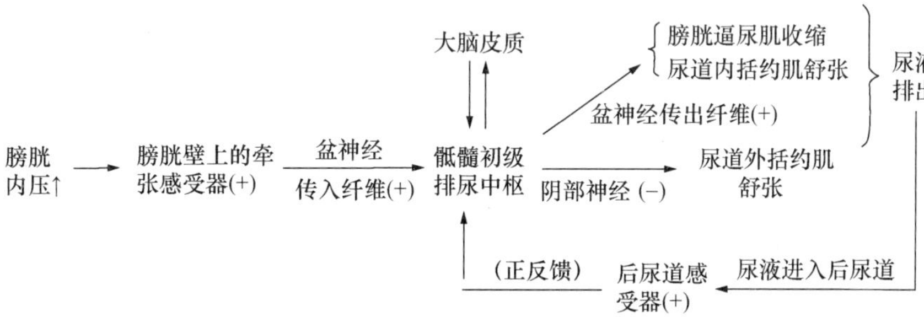

3. 排尿异常　尿失禁是指脊髓受损，骶髓初级排尿反射中枢与大脑皮质失去功能联系时，排尿失去意识控制。尿潴留是指膀胱内尿液充盈过多而不能排出，多因腰骶部脊髓损伤使初级排尿反射中枢的活动发生了障碍所致。尿频是指排尿次数过多，主要由膀胱炎症及膀胱结石刺激所致。

习 题

一、名词解释

1. 排泄

2. 肾小球滤过率

3. 肾小球滤过分数

4. 肾糖阈

5. 渗透性利尿

6. 水利尿

7. 肾小球有效滤过压

8. 肾血流量自身调节

二、填空题

1. 尿生成的基本过程包括__________、__________和__________。
2. 动脉血压在__________内变动时，肾血流量通过调节可保持相对稳定。
3. 肾小球有效滤过压＝__________－（__________＋__________）
4. 近端小管重吸收原尿中__________的水、Na^+、K^+、Cl^-。
5. 水的重吸收有__________和__________两种形式。
6. 内髓部高渗梯度的形成是由于髓袢升支细段对__________被动扩散和__________再循环。外髓部高渗梯度的形成是由于髓袢升支粗段__________。
7. 正常成人每昼夜尿量平均为__________ ml。每昼夜尿量如长期＞__________ ml，称为多尿。每昼夜尿量在__________ ml之间，称为少尿，＜__________ ml，称为无尿。
8. 肾小管、集合管分泌的物质有__________、__________和__________。
9. 排尿反射过程为__________反馈。

10. 滤过膜上电学屏障的主要作用是限制带__________电荷的大分子物质滤过。

三、选择题

(一) A 型题

1. 关于远曲小管和集合管中的物质转运的叙述错误的是（　　）
   A. 水的重吸收主要受抗利尿激素调节
   B. Na^+ 和 K^+ 的转运主要受醛固酮调节
   C. H^+ 的分泌是一个逆电化学梯度进行的主动转运过程
   D. NH_3 的分泌与 H^+ 的分泌密切相关
   E. NH_3 的分泌与 H^+ 的分泌无关
2. 醛固酮的主要作用是（　　）
   A. 保钾排钠
   B. 保钠排钾
   C. 保钠保钾
   D. 排氢排钾
   E. 排氢保钾
3. 与 HCO_3^- 的重吸收有密切关系的是小管上皮细胞管腔膜上的（　　）
   A. Na^+-H^+ 交换
   B. K^+-H^+ 交换
   C. Na^+-K^+ 交换
   D. NH_3-H^+ 交换
   E. NH_3-Na^+ 交换
4. 肾小球滤过率是指（　　）
   A. 每分钟两侧肾生成的超滤液量
   B. 每分钟两侧肾生成的终尿量
   C. 每分钟每侧肾生成的超滤液量
   D. 每分钟每侧肾生成的终尿量
   E. 每分钟两侧肾的血浆流量
5. 导致渗透性利尿的因素是（　　）
   A. 大量饮生理盐水
   B. 静脉注射 0.9%NaCl 溶液
   C. 静脉注射 5%葡萄糖溶液
   D. 大量饮清水
   E. 静脉注射甘露醇
6. 下列与肾小球滤过率无关的因素是（　　）
   A. 滤过膜的通透性
   B. 滤过膜的面积
   C. 有效滤过压
   D. 肾髓质血流量
   E. 肾血浆流量
7. 形成髓质高渗梯度的重要结构是（　　）
   A. 近曲小管
   B. 髓袢
   C. 直小血管
   D. 远曲小管
   E. 集合管
8. 大量出汗时尿量减少，主要是由于（　　）
   A. 交感神经兴奋，引起抗利尿激素分泌
   B. 血容量减少，导致肾小球滤过减少
   C. 血浆晶体渗透压升高，引起抗利尿激素分泌
   D. 血浆晶体渗透压降低，引起抗利尿激素分泌
   E. 血浆胶体渗透压升高，导致肾小球滤过减少
9. 正常情况下，影响肾小球滤过的主要因素是（　　）
   A. 滤过膜的通透性
   B. 滤过面积
   C. 肾血浆流量
   D. 肾小球有效滤过压
   E. 血浆晶体渗透压
10. 腰骶部脊髓或盆神经损伤时表现为（　　）
   A. 尿失禁
   B. 尿潴留
   C. 多尿
   D. 少尿
   E. 无尿
11. 近端小管的重吸收率始终为肾小球滤过率的（　　）
   A. 35%～40%
   B. 45%～55%
   C. 65%～70%
   D. 75%～80%

E. 85%～90%

12. 交感神经兴奋时，少尿的主要原因是（　　）
A. 血浆胶体渗透压升高
B. 血浆晶体渗透压升高
C. 滤过膜通透性降低
D. 肾血流量减少
E. 醛固酮分泌减少

13. 滤过分数是指（　　）
A. 肾小球滤过率/肾血浆流量
B. 肾小球滤过率/肾血流量
C. 肾血浆流量/肾血流量
D. 肾血流量/肾血浆流量
E. 肾血流量/心输出量

14. 关于近端小管重吸收的叙述错误的是（　　）
A. 65%～70%的 Na^+、Cl^-、K^+ 和水被重吸收
B. 85%的 HCO_3^- 被重吸收
C. 全部葡萄糖、氨基酸被重吸收
D. 重吸收的关键动力是 Na^+ 泵
E. 水的重吸收与 Na^+ 泵的活动无关

15. 关于 H^+ 分泌的叙述错误的是（　　）
A. 近端小管通过 Na^+－H^+ 交换分泌
B. 远曲小管和集合管也可分泌
C. 顺电化学梯度进行
D. 与 HCO_3^- 的重吸收有关
E. 与 NH_3 分泌有关

16. 促进肾小球滤过的直接动力是（　　）
A. 肾小球毛细血管血压
B. 肾小囊内压
C. 血浆胶体渗透压
D. 肾小囊内胶体渗透压
E. 组织液胶体渗透压

17. 下列关于正常尿液生成的叙述，正确的是（　　）
A. 肾小球滤过的都是代谢产物
B. 肾小管重吸收的都是营养物质
C. 肾小管分泌的都是无机盐
D. 原尿量的 99%被重吸收
E. 集合管只重吸收水

18. 关于尿量的说明错误的是（　　）
A. 正常量为 1～2 L/24 h
B. 持续＞2.5 L/24 h 为多尿
C. ＜0.1 L/24 h 为少尿
D. ADH 分泌减少时，尿量增多
E. 醛固酮分泌增加时，尿量减少

19. 糖尿病患者尿量增多的主要原因是（　　）
A. 抗利尿激素分泌减少
B. 醛固酮分泌减少
C. 肾小管溶质浓度升高
D. 血浆晶体渗透压增高
E. 血浆胶体渗透压增高

20. 下列哪种情况引起抗利尿激素分泌减少（　　）
A. 机体脱水
B. 血浆晶体渗透压降低
C. 血压下降
D. 血浆胶体渗透压升高
E. 醛固酮分泌增加

21. 可主动重吸收 Cl^- 的部位是（　　）
A. 远曲小管
B. 髓袢升支粗段
C. 髓袢升支细段
D. 髓袢降支粗段
E. 集合管

22. 肾素分泌的部位是（　　）
A. 球旁细胞
B. 致密斑
C. 间质细胞
D. 肾小管上皮细胞
E. 毛细血管内皮细胞

23. 膀胱炎症刺激壁内牵张感受器可引起（　　）
A. 尿失禁
B. 尿潴留
C. 多尿
D. 尿频
E. 少尿

24. 关于 K^+ 的重吸收和分泌作用，叙述错

误的是（　　）

A. 原尿中的 K^+ 大部分在近端小管被重吸收

B. 终尿中的 K^+ 是由远曲小管和集合管分泌的

C. 醛固酮的作用主要是促进 K^+ 的分泌

D. Na^+ 的主动重吸收，促进 K^+ 的分泌

E. 促进水的重吸收

25. 肾小管液中的 Na^+ 浓度降低，可引起兴奋的感受器是（　　）

A. 球旁细胞

B. 致密斑

C. 间质细胞

D. 渗透压感受器

E. 容量感受器

（二）B 型题

A. 肾小球毛细血管血压明显下降

B. 血浆胶体渗透压降低

C. 肾小囊内压增高

D. 肾小球滤过膜面积减小

E. 小管液溶质浓度增加

1. 急性肾小球肾炎引起尿量减少的主要原因是（　　）

2. 急性大失血引起尿量减少的主要原因是（　　）

3. 肝、肾严重病变时，尿量增多的主要原因是（　　）

4. 输尿管结石引起尿量减少的主要原因（　　）

5. 静脉注射甘露醇引起尿量增多的主要原因（　　）

6. 静脉大量输入生理盐水引起尿量增多的主要原因（　　）

A. 近端小管

B. 髓袢降支细段

C. 髓袢升支细段

D. 髓袢升支粗段

E. 远曲小管和集合管

7. 葡萄糖重吸收的部位

8. 氨基酸重吸收的部位

9. 主动重吸收 NaCl 的部位（　　）

10. NaCl 被动扩散的部位（　　）

11. 对 NaCl 不通透的部位（　　）

12. 抗利尿激素作用部位（　　）

13. 水随溶质重吸收的部位是（　　）

A. 醛固酮分泌增多

B. 血浆晶体渗透压升高

C. 血浆胶体渗透压降低

D. 肾素分泌减少

E. ADH 分泌减少

14. 饮清水 1 L 主要引起（　　）

15. 静脉大量注射生理盐水主要引起（　　）

四、问答题

1. 简述影响肾小球滤过的因素。

2. 影响和调节肾小管与集合管重吸收的因素有哪些？如何影响的？

3. 抗利尿激素的释放受哪些因素调节？

4. 比较大量饮清水与大量静脉注射生理盐水后，尿量增多的原因有何不同。

5. 比较大量出汗与急性大失血时，尿量减少的原因有何不同。

6. 从尿的生成过程中分析多尿的可能原因有哪些。

7. 分析注射呋塞米和注射 50%葡萄糖 40 ml 时对尿量的影响及其作用机制。

参考答案

一、名词解释

1. 排泄：是指机体将物质代谢的终产物、体内过剩的物质以及进入体内的异物，经血液循环由排泄器官排出体外的过程。
2. 肾小球滤过率：单位时间（每分钟）内两肾所生成原尿的量，称肾小球滤过率。正常成人肾小球滤过率平均为 125 ml/min。
3. 肾小球滤过分数：肾小球滤过率与肾血浆流量的比值称为滤过分数。正常为 19%。
4. 肾糖阈：尿中不出现葡萄糖时的最高血糖浓度称为肾糖阈。
5. 渗透性利尿：由于小管液中溶质浓度增高所引起尿量增多的利尿方式，称渗透性利尿。
6. 水利尿：大量饮入清水使尿量增多的现象称水利尿。
7. 肾小球有效滤过压：是促使肾小球滤过的有效动力。有效滤过压＝肾小球毛细血管血压－

（血浆胶体渗透压＋肾小囊囊内压）

8. 肾血流量的自身调节：是指动脉血压在一定范围（80～180 mmHg）内变动时，肾血流量通过肾血管的调节可保持相对稳定。其生理意义在于肾泌尿活动在一定范围内不受动脉血压变动的影响，对维持肾排泄功能具有重要意义。

二、填空题

1. 肾小球滤过；肾小管和集合管的重吸收作用；肾小管和集合管的分泌作用
2. 80～180 mmHg（10.7～24.0 kPa）
3. 肾小球毛细血管血压；血浆胶体渗透压；肾小囊囊内压
4. 65%～70%
5. 调节性重吸收；必然性重吸收
6. NaCl；尿素；主动重吸收 NaCl
7. 1500；2500；100～500；100
8. H^+；K^+；NH_3
9. 正
10. 负

三、选择题

（一）A 型题

1. E 2. B 3. A 4. A 5. E 6. D 7. B 8. C 9. D 10. B 11. C 12. D 13. A 14. E 15. C 16. A 17. D 18. C 19. C 20. B 21. B 22. A 23. D 24. E 25. B

（二）B 型题

1. D 2. A 3. B 4. C 5. E 6. B 7. A 8. A 9. D 10. C 11. B 12. E 13. A 14. E 15. C

四、问答题

1. 影响肾小球滤过的因素：①滤过膜通透性或滤过面积的改变。当滤过通透性增大时，可出现蛋白尿甚至血尿。当滤过膜面积减小时，可使肾小球滤过率降低，原尿生成减少。②有效滤过压的改变。凡能使有效滤过压增高的因素，如肾小球毛细血管压增高或血浆胶体渗透压降低、肾小囊囊内压降低的因素均可使原尿生成增多，反之，则使原尿生成减少。③肾血浆流量的改变也影响尿生成。
2. 影响和调节肾小管、集合管重吸收的因素主要有：①小管液溶质浓度增高，可减少水的重吸收。反之，可增加水的重吸收。②抗利尿激素的释放量增多，可增加远曲小管、集合管对水的通透性，促进水的重吸收。反之，则抗利尿激素的释放量减少。③醛固酮的分泌增加时，可促进远曲小管、集合管保 Na^+ 排 K^+，继而促进对水的重吸收。反之，则对 Na^+ 和水的重吸收减少。
3. 抗利尿激素的合成、释放受三方面因素的调节：①血浆晶体渗透压的改变：血浆晶体渗透压升高，刺激下丘脑渗透压感受器，反射性引起抗利尿激素的合成和释放增加。反之，则使合成和释放减少。②循环血量的改变：当循环血量增加时，刺激左心房的容量感受器，反射性抑制抗利尿激素的释放。反之，则促进抗利尿激素释放。③其他：疼痛、精神紧张等均可促进抗利尿激素的释放。

4. 大量饮清水使尿量增多。主要是由于晶体渗透压降低及血容量增加，反射性抑制抗利尿激素的释放，导致水利尿；静脉大量输入生理盐水使尿量增多，主要是由于血浆胶体渗透压降低，使有效滤过压增高，加上血容量增加导致肾小球滤过率增高，致使尿量增多。

5. 大量出汗时导致尿量减少，因为出汗时丢失水分多，血浆晶体渗透压增高，反射性引起抗利尿激素释放增多，促进远端小管、集合管对水的重吸收，故尿量减少；急性大失血时尿量减少的原因是：①循环血量减少，反射性引起交感神经兴奋，入球小动脉收缩，肾血流量减少，肾小球滤过率降低。②血容量减少，反射性促进抗利尿激素的合成与释放增多，远曲小管、集合管对水的重吸收增多。③通过肾素-血管紧张素-醛固酮系统活动加强，使醛固酮分泌增多，促进保 Na^+ 排 K^+，继而促进对水的重吸收。

6. ①肾小球滤过率增高：当肾小球血浆流量增多或血浆胶体渗透压降低时，均能提高有效滤过压，使滤过率增高，尿量增多。②肾小管、集合管的重吸收作用减弱：当肾小管液中的溶质浓度升高时，肾小管对水的重吸收减少，造成渗透性利尿；当抗利尿激素释放减少时，远曲小管、集合管对水的重吸收减少，造成尿量增多。

7. ①注射呋塞米：抑制髓袢升支粗段对钠、氯离子的主动重吸收，从而使水被动重吸收减少，尿量增加。②注射50%葡萄糖：血糖浓度升高，超过肾糖阈时，小管液中有一部分葡萄糖不能被重吸收，这样增加了小管液中的溶质浓度，造成渗透性利尿，尿量增加。

（怀化医学高等专科学校　舒安利）

第九章　感觉器官

学习要点

一、感受器的一般生理特征

感受器是指分布在体表或组织内部的专门感受机体内、外环境变化的结构或装置。感觉器官是由感受器及其附属结构组成。感受器的生理特性主要有：

1. 适宜刺激　一种感受器通常只对一种能量形式的刺激敏感。

2. 换能作用　不同的刺激能量作用于感受器后，可经感受器最终转换为传入神经的动作电位。这种不同能量的转换作用称为感受器的换能作用。

3. 编码作用　感受器把外界刺激转换成神经动作电位时，不仅发生了能量的转换，而且把刺激所包含的环境变化的信息，也转移到动作电位的序列之中。

4. 适应现象　刺激连续作用于感受器时，传入神经纤维上动作电位的频率却逐渐下降，主观感觉可以减弱或消失。

二、视觉器官

视觉是由眼、视觉传导通路和视觉中枢共同活动完成的。眼是视觉的感觉器官，主要由折光系统和感光系统组成。

(一) 眼折光系统的功能

1. 眼的折光成像　眼折光系统由角膜、房水、晶状体和玻璃体组成。

正常眼看 6 m 以外的物体时，其发出或反射至眼的光线近乎平行，不需要眼的调节，经过折光系统的折射就可在视网膜上形成一个清晰的倒置缩小的实像。当物体从 6 m 以外移近时，入眼光线由平行变为辐散，经折射后的物像落在视网膜之后。此时，眼的折光系统必须发生相应的调节，才能使物像清晰地落在视网膜上。

2. 眼的调节　眼的调节包括晶状体凸度增加、瞳孔缩小以及两眼球会聚三个方面。其中以晶状体凸度增加，折光力增强最为重要。

(1) 晶状体调节　眼视近物时，视网膜上的模糊物像能反射性地引起睫状肌收缩，睫状小带放松，晶状体借助自身的弹性回位而使凸度增加，折光力能增强，使物像前移至视网膜上而看清物体。眼作最大调节时所能看清物体的最近距离，称为近点。晶状体的弹性随年龄增长而减弱，近点远移。故老年人的眼视近物不清，需配戴适宜的凸透镜矫正。

(2) 瞳孔调节　眼视近物时，反射性地使瞳孔括约肌收缩，瞳孔缩小，以限制进入眼内的光线量，称为瞳孔近反射。其生理意义是可以减少折光系统造成的球面像差和色像差。

此外，瞳孔能随光照的强弱而改变其大小，在强光下瞳孔缩小，在暗光下瞳孔扩大的现象，称为瞳孔对光反射。其中枢位于中脑。瞳孔对光反射的生理意义是强光照射时，减少入眼的光线量，保护视网膜；弱光照射时，增加入眼的光线量，形成清晰的物像。临床上常用来判断中枢神经系统病变部位、麻醉的深度和病情危重的程度等。

（3）两眼球会聚　眼视近物时，反射性地引起两眼内直肌收缩，使两眼球同时向鼻侧聚合，以形成清晰的单一视觉。

3. 眼的折光异常及其矫正　眼的折光异常，也称屈光不正。常见的有远视、近视和散光三种。

折光异常	产生原因	矫正方法
近视	眼球前后径过长或折光能力过强，物像落在视网膜之前	配戴合适的凹透镜
远视	眼球前后径过短或折光能力过弱，物像落在视网膜之后	配戴合适的凸透镜
散光	角膜经纬线曲率不一致，不能在视网膜上清晰成像	配戴合适的柱面透镜

（二）眼感光系统的功能

1. 视网膜的感光功能　视网膜的视锥细胞和视杆细胞是眼的感光细胞。

（1）视锥细胞　主要分布于视网膜中央，在中央凹处最为密集，对光的敏感度较低，对物体的细微结构和颜色具有高度的分辨力，司昼光觉和色觉。

（2）视杆细胞　主要分布于视网膜的周边部分，对光的敏感度高，对物体的分辨力差，在弱光刺激下能引起视觉，但只能看见物体的大体轮廓。故视杆细胞的功能是司暗光觉，无色觉功能。视杆细胞的感光色素是视紫红质。

在视紫红质的分解和再合成的过程中，有部分视黄醛被消耗，需由维生素 A 补充。如维生素 A 缺乏，将使视紫红质的合成障碍，影响暗光觉，严重时可引起夜盲症。

2. 暗适应与明适应　当人从明亮处进入黑暗处时，起初看不清物体，经过一段时间后，能逐渐看清黑暗处的物体，此过程称为暗适应。暗适应的过程是一个视紫红质数量的恢复，视网膜对暗光的敏感性逐渐升高的过程。反之，当人从黑暗处到强光下时，起初感到耀眼光亮，不能视物，须待片刻后才能恢复视觉，此过程称为明适应。明适应主要是视紫红质大量分解，视物不清，稍等片刻视锥细胞发挥感光作用，恢复视觉。

3. 视敏度和视野

（1）视敏度　又称视力，是指眼能分辨物体两点间最小距离的能力。它表明了眼对物体细微结构的分辨能力。通常以视角的大小来衡量视力是否正常。视角是指物体上两个点发出的光线投射入眼内时，通过节点相交时所形成的夹角。眼睛能分辨物体上两点所构成的角越小，表明视力越好。国际视力表就是根据这一原理设计的。在良好的光照条件下，人眼能看清 5 m 远处视力表上第 10 行 E 字形符号的缺口方向时，说明该眼具有正常视力，以 1.0 表示，此时视角为 $1'$（$1/60°$，也称 1 分度）。

（2）视野　单眼固定注视正前方一点不动时，该眼同时所能看到的空间范围，称为视野。正常人的视野颞侧大于鼻侧、下方大于上方。在同一光照下，不同颜色的目标物所测得的视野不同，视野大小依次为：白色＞黄色、蓝色＞红色＞绿色。临床上检查视野，有助于诊断某些视网膜、视觉传导通路的病变。

三、位听器官

耳由外耳、中耳和内耳三部分组成。外耳和中耳是声音传导系统，内耳的耳蜗是听觉感受器，前庭和半规管是位置觉和平衡觉的感受器。

（一）耳的听觉功能

1. 外耳和中耳的传音

（1）外耳　耳廓有收集声波的作用；外耳道既是声波入耳的通道，又是声波传导过程中的共鸣腔。

（2）中耳　鼓膜处于外耳和中耳的鼓室之间，具有较好的频率响应和较小的失真度，很少有残余振动。鼓膜能将声波通过听骨链杠杆系统不失真地传向内耳，并使声波的振幅减小而强度增大。中耳咽鼓管的功能是调节鼓室内气压与外界大气压之间的平衡，维持鼓膜正常位置、形状和张力。

2. 气传导和骨传导　气传导主要是指声波由耳廓经外耳、鼓膜、听骨链和卵圆窗传入耳蜗的途径。此外，鼓膜振动也可引起鼓室内的空气振动，经蜗窗传入耳蜗，这一途径在正常情况下并不重要，只有在鼓膜或听骨链损坏时才显示出作用。骨传导是指声波直接振动颅骨传入内耳的途径，这一途径作用极微。

3. 内耳耳蜗的感音换能作用　位于耳蜗基底膜上螺旋器中的毛细胞是声波的感受器。声波由外耳、中耳传入内耳的耳蜗时，即可引起基底膜振动，使螺旋器中的毛细胞受到刺激，经换能产生微音器电位，当其总和达到阈电位时，即可引发耳蜗神经的动作电位，传入听觉中枢，产生听觉。

（二）前庭器官的主要功能

前庭器官由内耳中的椭圆囊、球囊和三个半规管组成，在维持人体的正常姿势和身体平衡方面起着重要作用。

椭圆囊、球囊感受直线变速运动和头部的空间位置在空间的改变。椭圆囊对水平方向的直线运动反应敏感，而球囊对上、下垂直方向的直线运动反应敏感。

半规管感受人体所作的旋转运动和头部在空间的位置变化。

习　题

一、名词解释

1. 感受器

2. 色盲

3. 视力

4. 视野

5. 瞳孔对光反射

6. 眼震颤

二、填空题

1. 感受器的一般生理特征包括适宜刺激、__________、__________和__________。
2. 视近物时，眼的调节有__________、__________和__________三种方式。
3. 近视眼视远物时，物像落在视网膜__________；远视眼视近物时，物像落在视网膜__________。
4. 瞳孔近反射中枢是在__________；瞳孔对光反射中枢是在__________。
5. 视网膜上的两种感光细胞分别是__________细胞和__________细胞。
6. 视杆细胞主要分布在视网膜的__________部位。其主要功能是感知__________。
7. 视锥细胞主要分布在视网膜的__________部位。其主要功能是感知__________。
8. 视紫红质的视黄醛是由__________转变而来。当食物中长期缺乏这种物质，可能会出现__________症。
9. 视野检查有助于了解__________和__________的病变部位。
10. 视网膜分布有三种不同的视锥细胞，分别含有对__________、__________、__________三种光敏感的视色素。

三、选择题

(一) A 型题

1. 眼折光系统中最重要的折光体是（　　）
   A. 角膜
   B. 房水
   C. 晶状体
   D. 玻璃体
   E. 视网膜
2. 眼睛看近物时，可引起（　　）
   A. 睫状体环形肌舒张
   B. 晶状体变凸
   C. 角膜曲率减小
   D. 瞳孔扩大
   E. 睫状肌悬韧带变紧张
3. 眼睛视远物时，平行光线聚焦在视网膜之前称为（　　）
   A. 近视
   B. 远视
   C. 老花
   D. 散光
   E. 正视
4. 看近物时关于眼的调节的叙述，正确的是（　　）
   A. 晶状体变扁平，瞳孔扩大，两眼会聚
   B. 晶状体变凸，瞳孔扩大，两眼会聚
   C. 晶状体变扁平，瞳孔缩小，两眼会聚
   D. 晶状体变凸，瞳孔缩小，两眼会聚
   E. 晶状体变扁平，瞳孔不变，两眼会聚
5. 调节睫状体环形肌的神经是（　　）
   A. 交感神经
   B. 副交感神经
   C. 躯体运动神经
   D. 视神经
   E. 迷走神经
6. 瞳孔对光反射的中枢在（　　）
   A. 大脑皮质
   B. 下丘脑
   C. 中脑
   D. 延髓

E. 脑桥

7. 维生素 A 缺乏会引起（　　）

A. 色盲

B. 近视

C. 明适应延长

D. 暗适应延长

E. 散光

8. 夜盲症的主要原因是（　　）

A. 维生素 A 缺乏

B. 维生素 D 缺乏

C. 维生素 K 缺乏

D. 维生素 B 缺乏

E. 维生素 C 缺乏

9. 正常人的颜色视野由小到大的顺序是（　　）

A. 红、绿、蓝、白

B. 绿、红、蓝、白

C. 绿、蓝、白、红

D. 蓝、白、红、绿

E. 绿、红、白、蓝

10. 测定视力时，受试者应距离视力表（　　）

A. 10 m

B. 6 m

C. 5 m

D. 4 m

E. 8 m

11. 视紫红质合成时，需要（　　）

A. 维生素 A

B. 维生素 B

C. 维生素 C

D. 维生素 D

E. 维生素 E

12. 生理性盲点位于（　　）

A. 视网膜中央凹部

B. 视网膜黄斑处

C. 视神经乳头部

D. 视网膜周围

E. 整个视网膜

13. 关于视野的叙述，正确的是（　　）

A. 下侧＜上侧

B. 白色＜红色

C. 蓝色＜红色

D. 颞侧＞鼻侧

E. 白色＜蓝色

14. 声波感受器位于（　　）

A. 鼓膜

B. 基底膜

C. 前庭窗

D. 前庭

E. 咽鼓管

15. 瞳孔对光反射的互感反应失灵时，主要反映（　　）

A. 脊髓损伤

B. 脑桥损伤

C. 中脑损伤

D. 尾核损伤

E. 延髓损伤

16. 内耳听觉感受器的作用是（　　）

A. 集音

B. 扩音

C. 产生听觉

D. 换能

E. 传导声波

17. 乘坐飞机上升或下降时，作吞咽动作的生理意义在于（　　）

A. 调节基底膜两侧的压力平衡

B. 调节前庭两侧的压力平衡

C. 调节中耳与内耳之间的压力平衡

D. 调节鼓室与大气之间的压力平衡

E. 使听力增强

18. 有关半规管的叙述，正确的是（　　）

A. 其适宜刺激是直线加速运动

B. 外淋巴液的惯性作用兴奋毛细胞

C. 其适宜刺激是头部旋转变速运动

D. 可感受头部运动觉和位置觉

E. 使听力增强

19. 鼓膜穿孔或听骨链受损可引起（　　）

A. 听觉丧失

B. 气传导功能降低

C. 骨传导功能降低

D. 感音功能降低
E. 听觉加强

20. 视近物时，眼的调节不会出现（　　）
A. 晶状体变凸
B. 瞳孔缩小
C. 双眼会聚
D. 眼轴变短
E. 眼轴变长

21. 缺乏某种视锥细胞时，可能导致（　　）
A. 夜盲症
B. 色盲
C. 色弱
D. 青光眼
E. 近视

22. 对暗光敏感的视杆细胞位于（　　）
A. 视神经乳头
B. 黄斑
C. 视网膜周边部
D. 视网膜中央凹
E. 晶状体

23. 当光照增强时，瞳孔缩小，此反应称为（　　）
A. 瞳孔对光反射
B. 瞳孔近反射
C. 角膜反射
D. 辐辏反射
E. 晶状体的调节

24. 对三种视锥细胞特别敏感的颜色是（　　）
A. 红、蓝、紫
B. 红、黄、黑
C. 红、黄、蓝
D. 红、绿、蓝
E. 红、黑、紫

25. 各种颜色视野范围最小的是（　　）
A. 绿色
B. 黄色
C. 红色
D. 蓝色
E. 白色

26. 听觉的感受器是（　　）
A. 耳蜗螺旋器
B. 内淋巴与蜗管
C. 外淋巴与前庭窗
D. 鼓膜
E. 听骨链

27. 与声波传导无关的结构是（　　）
A. 鼓膜
B. 听小骨
C. 内耳淋巴
D. 膜半规管
E. 前庭窗

28. 听骨链的主要功能是（　　）
A. 集音作用
B. 共鸣作用
C. 增压效应
D. 减压效应
E. 感音换能作用

29. 鼓膜穿孔将引起（　　）
A. 感音性耳聋
B. 神经性耳聋
C. 传音性耳聋
D. 骨传导减弱
E. 无影响

30. 连接中耳和咽部的管道是（　　）
A. 蜗管
B. 咽鼓管
C. 前庭阶
D. 鼓阶
E. 鼓膜

（二）B 型题

A. 传音性耳聋
B. 感音性耳聋
C. 高频听力受损
D. 低频听力受损
E. 听力正常

1. 气传导明显受损，而骨传导正常，表现为（　　）
2. 骨传导和气传导都受损，表现为（　　）

A. 凹透镜
B. 凸透镜

C. 柱面透镜
D. 平面镜
E. 多棱镜
3. 近视眼应该配戴（　　）
4. 远视眼应该配戴（　　）
5. 散光眼应该配戴（　　）
6. 老视眼应该配戴（　　）
A. 晶状体弹性下降
B. 眼球前后径变长
C. 眼球前后径变短
D. 角膜表面不是正球形
E. 睫状肌疲劳
7. 近视是由于（　　）
8. 远视是由于（　　）
9. 散光是由于（　　）
10. 老视是由于（　　）

四、问答题

1. 内耳是如何感受声波刺激的？

2. 比较视杆细胞和视锥细胞在分布和功能上有何不同。

参考答案

一、名词解释

1. 感受器：是指分布在体表或组织内部的专门感受机体内、外环境变化的结构或装置。
2. 色盲：是指眼睛缺少辨别颜色的能力的现象。
3. 视力：是指眼能分辨物体两点间最小距离的能力。
4. 视野：单眼固定注视前方一点时，该眼所能看到的空间范围。
5. 瞳孔对光反射：是指人眼在强光下瞳孔缩小，在弱光下瞳孔扩大的现象。
6. 眼震颤：是机体在旋转运动时引起眼球不随意的往返运动。

二、填空题

1. 换能作用；编码作用；适应现象
2. 晶状体调节；瞳孔调节；眼球会聚
3. 之前；之后
4. 中脑；中脑
5. 视杆；视锥
6. 周边；暗光觉
7. 中央；昼光觉和色觉
8. 维生素 A；夜盲
9. 视网膜；视觉传导通路
10. 红；绿；蓝

三、选择题

(一) A 型题

1. C 2. B 3. A 4. D 5. B 6. C 7. D 8. A 9. B 10. C 11. A 12. C 13. D 14. B 15. C 16. D 17. D 18. C 19. B 20. D 21. B 22. C 23. A 24. D 25. A 26. A 27. D 28. C 29. C 30. B

(二) B 型题

1. A 2. B 3. A 4. B 5. C 6. B 7. B 8. C 9. D 10. A

四、问答题

1. 声波传导至内耳时，使蜗管内淋巴液振动，继而引起基底膜振动，毛细胞和盖膜相对位置发生改变，毛细胞兴奋，产生微音器电位变化，激发耳蜗神经产生动作电位，冲动沿听神经传至大脑皮层听觉中枢，产生听觉。
2. 视杆细胞主要分布在视网膜周边部，其光敏感度高，分辨能力低，司暗光觉，但不能分辨颜色。视锥细胞主要分布在视网膜中央部位，其光敏感度较差，分辨能力高，可感受较强光线，且能分辨颜色。

（黔东南民族职业技术学院　彭兰桂）

第十章　神经系统

学习要点

一、神经元的基本结构和功能

神经元是人体神经系统结构和功能的基本单位，一个典型的神经元由胞体和突起两部分组成，突起又分为树突和轴突。神经元的主要功能是接受、整合、传递和贮存信息。

二、神经纤维传导兴奋的特征

神经纤维传导兴奋的特征有：①生理完整性；②绝缘性；③双向性；④相对不疲劳性。

三、突触

1. 突触的概念和结构　神经元之间相互联系并传递信息的部位，称为突触。突触由突触前膜、突触间隙和突触后膜三部分构成。突触小体的胞质中有许多囊泡，内含神经递质。在突触后膜上，存在着能与突触前膜递质相结合的特异性受体。

2. 突触的分类　根据接触部位不同，将突触分为三类：轴突-树突突触、轴突-胞体突触、轴突-轴突突触。根据突触对后继神经元功能活动的影响，将突触分为两类：兴奋性突触和抑制性突触。根据突触处信息传递的方式，将突触分为两类：化学性突触和电突触。

3. 突触传递过程　当突触前神经元兴奋时，动作电位沿神经纤维的轴突下传到神经末梢，神经末梢细胞膜产生去极化，使突触前膜上的 Ca^{2+} 通道开放，细胞外液中的 Ca^{2+} 进入突触小体。胞质中 Ca^{2+} 浓度增加，使囊泡向突触前膜移动，然后囊泡膜与突触前膜融合、破裂，通过出胞作用，将所含的递质释放到突触间隙。递质在突触间隙中经过扩散到达突触后膜，作用于突触后膜上的特异性受体，引起突触后膜上某些离子通透性发生改变，产生带电离子的跨膜移动，从而引起突触后膜的膜电位发生变化，产生突触后电位。

4. 突触后电位　突触后电位有两种：

（1）兴奋性突触后电位　由于突触前膜释放兴奋性递质，与突触后膜受体结合，提高了突触后膜对 Na^+、K^+、Cl^-，特别是 Na^+ 的通透性。由于 Na^+ 内流，使突触后膜去极化，产生兴奋性突触后电位。兴奋性突触后电位是局部电位，当突触前神经元活动增强或参与活动的数目增多时，兴奋性突触后电位可以总和，达到阈电位时即可引起动作电位。

（2）抑制性突触后电位　由于突触前膜释放抑制性递质，与突触后膜受体结合，提高了突触后膜对 K^+、Cl^-，尤其是 Cl^- 的通透性。由于 Cl^- 内流，使突触后膜超极化，产生抑制性突触后电位。从而降低了突触后膜的兴奋性，阻止突触后神经元产生兴奋，呈现抑制效应。

5. 突触传递的特征　①单向传递；②总和作用：有时间总和空间总和两种形式；③突触延搁；④兴奋节律的改变；⑤后放；⑥对内环境变化敏感和易疲劳性。

四、神经递质

1. 神经递质的概念和分类　由突触前神经元合成并在末梢处释放，经突触间隙扩散，特异性地作用于突触后神经元或效应器细胞上的受体，使信息从突触前传递到突触后的一些化学物质，称为神经递质。神经递质可根据其产生部位不同，分为外周神经递质和中枢神经递质。

2. 外周神经递质

（1）乙酰胆碱　释放乙酰胆碱作为递质的神经纤维，称为胆碱能纤维。所有自主神经节前纤维、大多数副交感节后纤维（少数释放肽类）、少数交感节后纤维（引起汗腺分泌和支配骨骼肌血管舒张的舒血管纤维）、支配骨骼肌的躯体运动神经纤维，都属于胆碱能纤维。

（2）去甲肾上腺素　释放去甲肾上腺素作为递质的神经纤维，称为肾上腺素能纤维。大部分交感神经节后纤维释放的递质为去甲肾上腺素。

（3）其他递质。

3. 中枢神经递质　主要有乙酰胆碱、单胺类（包括去甲肾上腺素、肾上腺素、多巴胺和5-羟色胺）、氨基酸类（包括谷氨酸、门冬氨酸、γ-氨基丁酸和甘氨酸）、肽类（包括阿片肽、脑肠肽、P物质、心房钠尿肽等）。

五、受体

1. 受体的概念　受体是指细胞膜或细胞内能与某些化学物质（如递质、调质、激素等）发生特异性结合并诱发生物效应的特殊生物分子。能与受体发生特异性结合并产生生物效应的化学物质称为激动剂。只发生特异性结合，但不产生生物效应的化学物质称为阻断剂或拮抗剂。激动剂和阻断剂统称为配体。

2. 受体的分类

（1）胆碱受体　以乙酰胆碱为配体的受体称为胆碱受体。胆碱受体可分为毒蕈碱受体（M受体）和烟碱受体（N受体）两种。M受体存在于大多数副交感神经节后纤维（除少数释放肽类的纤维外）和少数交感神经节后纤维（引起汗腺分泌和骨骼肌血管舒张的舒血管纤维）所支配的效应器细胞膜上。乙酰胆碱作用于这些受体可产生一系列自主神经节后胆碱能纤维兴奋的效应。M受体的阻断剂是阿托品。N受体存在于所有自主神经节神经元的突触后膜（N_1受体）和神经-肌肉接头的终板膜上（N_2受体）。乙酰胆碱与这类受体结合可使自主神经节后神经元兴奋，也能引起骨骼肌收缩。N受体的阻断剂是筒箭毒碱。N_1受体能被六烃季铵特异性阻断，N_2受体能被十烃季铵特异性阻断。

（2）肾上腺素受体　能与肾上腺素和去甲肾上腺素结合的受体称为肾上腺素受体。肾上腺素受体主要分为α受体和β受体。肾上腺素受体的分布极为广泛，分布于多数交感神经节后纤维末梢支配的效应器细胞膜上。α受体兴奋后，主要使平滑肌产生兴奋效应，如扩瞳肌收缩，血管收缩，但使小肠平滑肌舒张。α受体的阻断剂是酚妥拉明。β_1受体分布于心肌，使心率加快、心肌收缩力加强。β_2受体能使冠状血管舒张、支气管舒张、小肠舒张。β受体的阻断剂是普萘洛尔。

六、反射的概念和分类

神经系统活动的基本方式是反射。反射是指在中枢神经系统的参与下，机体对刺激所做出的规律性应答反应。反射的结构基础是反射弧，它包括感受器、传入神经、神经中枢、传出神经和效应器五个部分。反射可分为非条件反射和条件反射两类。

七、中枢神经元的联系方式

中枢神经元的联系方式主要有辐散、聚合、链状与环状联系。

八、中枢抑制

根据产生的部位和机制的不同，中枢抑制分为突触后抑制和突触前抑制两类。

1. 突触后抑制　突触后抑制是由抑制性中间神经元活动引起的。当抑制性中间神经元兴奋时，其末梢释放抑制性递质，使与其发生突触联系的神经元突触后膜产生抑制性突触后电位，引起突触后神经元产生抑制。根据神经元之间联系方式不同，分为传入侧支性抑制和回返性抑制两种形式。

2. 突触前抑制　突触前抑制产生的结构基础是轴突-轴突突触，由于传入神经受到轴突-轴突突触的影响，而发生突触前膜去极化，使膜电位绝对值减小，发生兴奋时动作电位的幅度便会减小，释放的递质量就会减少，导致突触后膜上产生的兴奋性突触后电位减小，呈现出抑制效应。

九、神经系统的感觉功能

感觉传导通路的共同特征是：一般由三级神经元构成，第一级位于脊神经节或脑神经节内；第二级位于脊髓后角或脑干内；第三级位于丘脑内。各种感觉传导通路的第二级神经元发出的纤维一般都交叉到对侧，经过丘脑和内囊，最后投射到大脑皮质相应区域。

在人类，丘脑是除嗅觉以外各种感觉的换元站，对感觉进行初步分析与综合，并向大脑皮质发出投射纤维。根据丘脑各部分向大脑皮质投射特征的不同，可把感觉投射系统分为两大系统。

1. 特异性投射系统　经典的感觉传导通路（除嗅觉外）上行到丘脑，经感觉接替核和联络核换元，投射到大脑皮质特定区域，这一系统称为特异性投射系统。特异性投射系统的每一种感觉投射都具有专一性，与皮质具有点对点的投射关系。特异性投射系统的主要功能是引起特定感觉，并激发大脑皮质发出传出神经冲动。

2. 非特异性投射系统　经典的感觉传导通路（除嗅觉外）上行纤维经过脑干时，发出侧支与脑干网状结构的神经元发生突触联系，并在脑干网状结构内多次换元，到达丘脑第三类核群换元后，弥散地投射到大脑皮质的广泛区域，这一系统称为非特异性投射系统。非特异性投射系统不能产生特定感觉，其功能是维持和改变大脑皮质的兴奋状态。

十、痛觉

痛觉是机体受到伤害性刺激时产生的一种不愉快的感觉，常伴有情绪变化、防卫反应和自主神经反应。引起痛觉不需要特殊的适宜刺激，任何形式的刺激，只要达到一定强度都能引起疼痛。痛觉感受器还具有不易产生适应、容易产生敏感性增强的特点。痛觉可分为躯体痛和内脏痛两种。内脏痛与皮肤痛相比较有下列特征：①缓慢、持续、定位不精确，对刺激的分辨能力差。②内脏器官对能使皮肤致痛的刺激，如针刺、切割、烧灼等不敏感，而对机械性牵拉、缺血、痉挛和炎症等刺激敏感。③能引起不愉快的情绪活动，并伴有出汗、恶心、血压降低和心血管及呼吸活动的改变。

某些内脏疾病引起体表部位发生疼痛或痛觉过敏的现象，称为牵涉痛。

十一、神经系统对躯体运动的调节

1. 脊髓的运动神经元和运动单位　脊髓的前角中存在 α 和 γ 运动神经元，α 运动神经元支配梭外肌纤维，γ 运动神经元支配梭内肌纤维。一个 α 运动神经元及其所支配的全部肌纤维组成一个功能单位，称为运动单位。

2. 牵张反射　有神经支配的骨骼肌受到外力牵张而伸长时，能反射性地引起被牵拉肌肉收缩，此种反射称为牵张反射。牵张反射分为腱反射和肌紧张两类。腱反射是指快速牵拉肌腱时发生的牵张反射。肌紧张是指缓慢、持续牵拉肌腱时发生的牵张反射。肌紧张的生理意义是维持身体的姿势，是姿势反射的基础。

十二、脊休克

脊髓与高位中枢离断后，断面以下的脊髓暂时丧失反射活动的能力，进入无反应状态，这种现象称为脊休克。脊休克的主要表现为：在横断面以下脊髓所支配的骨骼肌反射消失，肌紧张减弱或消失，外周血管扩张，血压下降，发汗反射不出现，大、小便潴留。脊休克的产生是由于离断的脊髓突然失去了高位中枢（主要是大脑皮质、前庭核和脑干网状结构）对它的易化作用，使脊髓的兴奋性处于极度低下的状态，导致反射的暂时消失。

十三、脑干对躯体运动的调节

1. 抑制区和易化区　网状结构中存在抑制或加强肌紧张和肌运动的部位，分别称为抑制区和易化区。在正常情况下，脑干网状结构的肌紧张抑制区和易化区的活动保持着动态的平衡，使肌紧张维持在正常状态。

2. 去大脑僵直　在动物的中脑上、下丘之间横断脑干，动物立即出现全身肌紧张明显加强。主要表现是：四肢伸直、脊柱挺硬、头尾昂起，呈现角弓反张状态，称为去大脑僵直。去大脑僵直的原因是由于切断了大脑皮质运动区和纹状体等区域与网状结构的功能联系，造成抑制区和易化区活动失去平衡，易化区活动相对增强的结果。

十四、小脑对躯体运动的调节

小脑的主要功能是维持身体平衡（前庭小脑）、调节肌紧张（脊髓小脑）和协调随意运动（皮质小脑和脊髓小脑后叶中间带）。

十五、基底神经节对躯体运动的调节

基底神经节对躯体运动具有重要的调节作用，它与随意运动的稳定、肌紧张的调节和本体感受传入冲动的处理都有关。临床上基底神经节损伤主要表现为运动功能障碍，包括随意运动减少、肌紧张增强，如帕金森病；随意运动过多、肌紧张减弱，如亨廷顿病。

十六、大脑皮质对躯体运动的调节

1. 大脑皮质控制躯体运动的特点　大脑皮质的运动区主要位于中央前回和运动前区。运动区有以下特点：①对躯体运动的调节是交叉性的，但对头面部的支配是双侧性的。②功能定位精确，其安排大体呈身体的倒影，头面部代表区内部的安排是正立的。③运动愈精细、愈复杂的肌肉，其皮质的代表区也愈大。④刺激运动区主要引起个别肌肉的收缩，而不产生肌群的协调收缩。

2. 锥体系和锥体外系　锥体系包括皮质脊髓束和皮质脑干束。主要生理功能是加强肌紧张、发动随意运动。锥体外系包括所有锥体系以外的脑下行性纤维，主要生理功能是为锥体系的随意运动做准备、调节肌紧张和肌群的协调性运动、维持躯体的运动姿势。

十七、神经系统对内脏活动的调节

自主神经系统包括交感神经系统和副交感神经系统。它们从中枢神经系统发出后，不是直接到达效应器，而是进入外周神经节换元，换元后再由神经节发出纤维支配效应器。故分为节前纤维和节后纤维。

1. 自主神经系统的功能及特征

(1) 自主神经的主要功能

自主神经的主要功能

器官	交感神经	副交感神经
循环系统	心率加快，心肌收缩力加强；腹腔内脏、皮肤血管显著收缩；外生殖器、唾液腺的血管收缩；骨骼肌血管则有的收缩（肾上腺素能纤维支配），有的舒张（胆碱能纤维支配）	心率减慢，心肌收缩力减弱；少数血管舒张，如外生殖器血管舒张
呼吸系统	支气管平滑肌舒张	支气管平滑肌收缩
消化系统	抑制胃肠运动，促进括约肌收缩，促进唾液腺分泌黏稠的唾液	促进胃肠道平滑肌收缩及蠕动，促进胆囊运动，促进括约肌舒张，促进唾液腺分泌稀薄唾液，促进胃液、胰液、胆汁的分泌
泌尿生殖系统	促进肾小管重吸收，尿道括约肌收缩，逼尿肌舒张，抑制排尿；对未孕子宫平滑肌引起舒张，对已孕子宫平滑肌引起收缩	促进膀胱逼尿肌收缩，尿道括约肌舒张，促进排尿
眼	促进虹膜辐射状肌收缩，瞳孔开大；睫状体辐射状肌收缩，睫状体环增大	促进虹膜环形肌收缩，瞳孔缩小；睫状体环形肌收缩，睫状体环缩小；促进泪腺分泌
皮肤	竖毛肌收缩，汗腺分泌	
内分泌系统	促进肾上腺髓质分泌激素	促进胰岛分泌胰岛素
代谢	促进肝糖原分解	

(2) 自主神经的功能有以下一些特征：①双重支配；②紧张性作用；③受效应器所处功能状态的影响；④对整体生理功能调节的意义：在剧烈运动、窒息、失血或寒冷环境等情况下，交感神经系统可以动员机体许多器官的潜在力量，以适应环境的变化。副交感神经系统活动的主要意义在于保护机体、休整恢复、促进消化、积蓄能量以及加强排泄和生殖功能。

十八、下丘脑对内脏活动的调节

下丘脑是调节内脏活动的较高级中枢，具有调节体温、摄食、水平衡、内分泌、情绪反应、生物节律等重要的生理活动。

十九、条件反射

非条件反射是指在出生后就有的无需后天训练的反射。它们是通过遗传而获得的先天性反射，这种反射有固定的反射途径，不易受外界环境影响而发生改变。非条件反射数量有限，只能保证动物的各种基本生命活动的正常进行，很难适应复杂的环境变化。条件反射是动物在出生后的生活过程中，为了适应个体所处的生活环境而逐渐建立起来的反射，它没有固定的反射途径，容易受环境影响而发生改变或消失。在一定条件下，条件反射可以建立，也可以消退，数量可以不断增加。

1. 条件反射的建立　条件反射是后天生活过程中经过学习、训练而建立的。形成条件反射的基本条件是把非条件刺激与无关刺激在时间上结合起来，这个过程称为强化。

2. 条件反射的消退、泛化和分化　条件反射建立之后，如果反复应用条件刺激而不给予非条件刺激强化，条件反射就会逐渐减弱，最后完全不出现，这种现象称为条件反射的消退。在条件反射建立的初期，除条件刺激外，与条件刺激近似的刺激也具有一定的条件刺激效应，这种现象称为条件反射的泛化。如果以后只对条件刺激进行强化，而对近似的刺激不予强化，就只对条件刺激产生条件反射，而对其他近似刺激则产生抑制效应，这种现象称为条件反射的分化。

3. 条件反射的生物学意义　条件反射能扩展机体对外界复杂环境的适应范围，使机体具有更大的预见性、灵活性和适应性。

二十、人类大脑皮质的活动特征

1. 两类信号系统　第一信号是指现实的、具体的信号，对第一信号发生反应的大脑皮质功能系统称为第一信号系统。第二信号是第一信号的信号，是对现实的具体的信号进行抽象概括的信号，主要以文字和语词来表示。对第二信号发生反应的大脑皮质功能系统称为第二信号系统。第二信号系统是人类特有的，是人类区别于动物的主要特征。

2. 大脑皮质的语言中枢　大脑皮质具有与语言有关的中枢，主要集中在左侧大脑皮质，这种现象称为一侧优势。临床发现，人类大脑皮质一定区域的损伤，可引起各种特殊的语言活动功能障碍。

二十一、学习与记忆

学习是指人和动物通过神经系统接受外界环境变化的信息而获得新的行为习惯或经验的过程。记忆是指将获得的信息在脑内贮存和“读出”的神经活动过程。

1. 学习的形式　学习可以分为非联合型学习和联合型学习两种形式。非联合型学习是一种简单的学习方式，其不需要在刺激和反应之间形成某种明确的联系。习惯化和敏感化属于这种类型的学习。联合型学习是两个在时间上靠近的事件按严格时间顺序重复发生，在脑内逐渐形成联系，从而发生行为学的恒定变化。

2. 记忆的过程　人类的记忆过程可以分为四个连续的阶段，即感觉性记忆、第一级记忆、第二级记忆和第三级记忆。前两者属于短时性记忆，后两者属于长时性记忆。

3. 遗忘　遗忘是指对识记过的材料部分或完全失去再认和回忆的能力，或者错误的再认和回忆。遗忘是一种正常的生理现象，遗忘并不意味着记忆痕迹的消失。

二十二、大脑皮质的电活动

大脑皮质神经细胞的生物电活动有两种形式：自发电位和诱发电位。在安静状态下，没有任何外界刺激，大脑皮质神经元自发产生的节律性电位变化，称为自发电位。在动物实验中，当人工刺激某一感觉传入系统时，在皮质相应的区域产生较为局限的电变化，称为皮质诱发电位。将引导电极置于头皮上，用脑电图机将皮质自发电位描记成图，称为脑电图。人类的脑电图波形根据频率与振幅的不同，可分为α、β、θ、δ四种波形。

α波：正常成人在安静、清醒、闭目时出现。当受试者睁眼或进行紧张性思维或受到其他刺激时，α波立即被低振幅快波所取代，这种现象称为α波阻断。β波：当兴奋、觉醒和α波阻断时出现。θ波：在受试者困倦时可以出现。幼儿时期，脑电图频率较慢，一般常出现θ波。δ波：正常人在睡眠时出现。在婴儿时期，常见δ波。

二十三、觉醒与睡眠

各种传入冲动经脑干网状结构上行激活系统的传导，并以乙酰胆碱为递质，使大脑皮质处于觉醒状态。觉醒状态可分为脑电觉醒和行为觉醒两种状态。

睡眠分为慢波睡眠和快波睡眠两个时相。慢波睡眠时脑电呈同步化的慢波，嗅、视、听、触等感觉功能减退，骨骼肌反射活动和肌紧张减弱，自主神经功能普遍下降，但胃液分泌和出汗功能增强，生长素分泌明显升高。慢波睡眠有利于消除疲劳，促进生长和恢复体力。快波睡眠也称异相睡眠，这一时期脑电呈去同步化的快波，各种感觉和躯体运动功能进一步减退。此外，还可有间断性的阵发性表现，如出现部分肢体抽动、心率加快、血压升高、呼吸加快而不规则。快波睡眠期间，脑内蛋白质合成加快，有利于幼儿神经系统的发育与成熟，促进学习和记忆活动。快波睡眠的特征之一是约有80%的人正在做梦，另一个特征是能观察到眼球的快速运动，又称快速眼球运动睡眠。

习 题

一、名词解释

1. 兴奋性突触后电位

2. 抑制性突触后电位

3. 突触后抑制

4. 突触前抑制

5. 特异投射系统

6. 非特异投射系统

7. 脊休克

8. 牵涉痛

9. 牵张反射

10. 肌紧张

11. 腱反射

12. 去大脑僵直

13. 条件反射

14. 强化

15. 条件反射的消退

16. 第一信号系统

17. 第二信号系统

18. 胆碱能纤维

19. 肾上腺素能纤维

二、填空题

1. 神经元是由__________和__________组成的。

2. 神经纤维传导兴奋的特征主要有__________、__________、__________和__________。
3. 根据突触对后继神经元功能活动的影响，将突触分为__________和__________两类。
4. EPSP 产生是主要由于突触后膜对__________的通透性增加。
5. IPSP 产生主要是由于突触后膜对__________的通透性增加的结果。
6. 突触传递的特征有__________、__________、__________、兴奋节律的改变、后放以及对内环境变化敏感和易疲劳性。
7. 脑干网状结构中，抑制肌紧张的部位称为__________，它位于__________等区域。
8. M 受体的阻断剂为__________，N 受体的阻断剂为__________，α 受体的阻断剂为__________，β 受体的阻断剂为__________。
9. 牵张反射包括__________和__________两类。
10. 体内大多数血管都受__________神经支配，当此神经被阻断后，血管__________。
11. 当交感神经兴奋时，心率__________，支气管平滑肌__________，瞳孔__________。
12. 当副交感神经兴奋时，心率__________，支气管平滑肌__________，瞳孔__________。
13. 骨骼肌神经-肌肉接头的终板膜上存在__________受体，副交感节后纤维支配的效应器细胞上存在__________受体。
14. 肾上腺素受体分为__________和__________两型，其中__________受体与递质结合引起的平滑肌效应以兴奋为主。
15. 人类的记忆过程可分为四个连续的阶段，即__________、__________、__________和__________。短时记忆相当于__________和__________阶段，长时记忆相当于__________和__________阶段。
16. 形成条件反射的基本条件是__________与__________在时间上的结合，这个过程称为__________。
17. 第一信号系统是指对__________信号发生反应的大脑皮质功能系统；第二信号系统是指对__________信号发生反应的大脑皮质功能系统。

三、选择题

（一）A 型题

1. 神经调节的基本方式是（　　）
   A. 反应
   B. 正反馈调节
   C. 负反馈调节
   D. 反射
   E. 适应
2. 下列叙述中，错误的是（　　）
   A. 突触是神经元之间相互联系并传递信息的部位
   B. 突触由突触前膜、突触间隙和突触后膜三部分构成
   C. 突触小体的胞质中有许多囊泡，内含神经递质
   D. 神经冲动可沿着突触两端同时传递
   E. 突触易发生疲劳
3. 关于神经纤维兴奋传导的特征，不正确的是（　　）
   A. 生理完整性
   B. 绝缘性
   C. 双向性
   D. 相对不疲劳性
   E. 总和
4. 以下叙述正确的是（　　）
   A. 兴奋性突触后电位 Na^+ 内流/K^+ 外流
   B. 兴奋性突触后电位 Ca^{2+} 内流/K^+ 外流
   C. 兴奋性突触后电位 Na^+ / H^+ 内流
   D. 抑制性突触后电位 Cl^- 内流

E. 抑制性突触后电位 Na^+/Ca^{2+} 内流

5. 后放的结构基础是神经元之间的（ ）

A. 聚合式联系

B. 辐散式联系

C. 环状联系

D. 链锁式联系

E. 侧支式联系

6. 反射活动所需时间的长短主要取决于（ ）

A. 传入与传出纤维的传导速度

B. 刺激的强弱和性质

C. 中枢突触的多少

D. 感受器的敏感性

E. 效应器的敏感性

7. 突触传递的特征中，错误的是（ ）

A. 双向性传递

B. 兴奋节律的改变

C. 对内环境变化敏感

D. 总和

E. 后放

8. 关于兴奋性突触传递的叙述，错误的是（ ）

A. 突触前膜发生去极化

B. Ca^{2+} 进入突触前膜内

C. 细胞外液 Mg^{2+} 浓度增高时，递质释放减少

D. 突触后膜对 Na^+、K^+，特别是 Na^+ 通透性增高

E. 突触后膜去极化达阈电位，引发动作电位

9. 兴奋性突触后电位是由于突触后膜增加了对（ ）

A. K^+、Na^+，尤其是 K^+ 的通透

B. K^+、Na^+，尤其是 Na^+ 的通透性

C. Na^+、Cl^-，尤其是 Cl^- 的通透性

D. Ca^{2+}，K^+，Cl^-，尤其是 K^+ 的通透性

E. K^+、Cl^-，尤其是 Cl^- 的通透性

10. 抑制性突触后电位是由于突触后膜增加了对（ ）

A. K^+，Na^+，尤其是 K^+ 的通透性

B. K^+、Na^+，尤其是 Na^+ 的通透性

C. Ca^{2+}、K^+、Cl^-，尤其是 K^+ 的通透性

D. K^+、Cl^-，尤其是 Cl^- 的通透性

E. Ca^{2+}、Cl^-，尤其是 Ca^{2+} 的通透性

11. 与突触前膜递质释放有关的离子是（ ）

A. Ca^{2+}

B. K^+

C. Na^+

D. H^+

E. Cl^-

12. 符合抑制性突触后电位描述的是（ ）

A. 是去极化局部电位

B. 具有“全或无”性质

C. 是超极化局部电位

D. 是突触前膜递质释放量减少所致

E. 是突触后膜 Na^+ 通透性增加所致

13. 支配心脏的迷走神经末梢所释放的递质为（ ）

A. 去甲肾上腺素

B. 乙酰胆碱

C. 5-羟色胺

D. 多巴胺

E. 肾上腺素

14. M 受体的阻断剂是（ ）

A. 阿托品

B. 筒箭毒碱

C. 酚妥拉明

D. 普萘洛尔

E. 毒蕈碱

15. N 受体的阻断剂是（ ）

A. 阿托品

B. 筒箭毒碱

C. 酚妥拉明

D. 普萘洛尔

E. 烟碱

16. 下列关于 M 受体的叙述，不正确的是（ ）

A. 是胆碱能受体的一种

B. 可以与乙酰胆碱结合

C. 可以与毒蕈碱结合

D. 存在于神经-肌肉接头的终板膜上
E. 阿托品是 M 受体的阻断剂

17. 下列关于 N 型胆碱受体的叙述，不正确的是（　　）
A. 属于胆碱受体的一种
B. 可以与乙酰胆碱结合
C. 可以与毒蕈碱结合
D. 阻断剂为筒箭毒碱
E. 存在于自主神经节的突触后膜上

18. 交感神经节前纤维释放的递质是（　　）
A. 乙酰胆碱
B. 去甲肾上腺素
C. 去甲肾上腺素和乙酰胆碱
D. 5-羟色胺
E. 多巴胺

19. α 受体的阻断剂是（　　）
A. 阿托品
B. 筒箭毒碱
C. 酚妥拉明
D. 普萘洛尔
E. 普拉洛尔

20. β 受体的阻断剂是（　　）
A. 阿托品
B. 筒箭毒碱
C. 酚妥拉明
D. 普萘洛尔
E. 六烃季铵

21. 交感神经节后纤维释放的递质是（　　）
A. 乙酰胆碱
B. 去甲肾上腺素
C. 多巴胺
D. 去甲肾上腺素或乙酰胆碱
E. 5-羟色胺

22. 交感和副交感神经节前纤维释放的递质是（　　）
A. 肾上腺素
B. 去甲肾上腺素
C. 乙酰胆碱
D. 乙酰胆碱和去甲肾上腺素
E. 肾上腺素和去甲肾上腺素

23. 特异投射系统的主要功能是（　　）
A. 引起特定感觉并激发大脑皮质发出神经冲动
B. 维持和改变大脑皮质的兴奋状态
C. 协调肌紧张
D. 调节内脏功能
E. 维持觉醒

24. 非特异投射系统的主要功能是（　　）
A. 引起特定感觉并激发大脑皮质发出神经冲动
B. 维持和改变大脑皮质的兴奋状态
C. 协调肌紧张
D. 调节内脏功能
E. 维持睡眠状态

25. 关于网状结构上行激活系统的叙述，错误的是（　　）
A. 是特异投射系统的重要部位
B. 感觉上行传导束通过脑干时，有侧支进入这里
C. 具有多突触接替的特征
D. 是不同感觉的共同传导途径
E. 其中的神经元的电活动可由身体不同部位的感觉刺激所诱发

26. 下列感觉的传入与丘脑感觉接替核无关的是（　　）
A. 视、听觉
B. 触、压觉
C. 痛觉
D. 嗅觉
E. 温觉

27. 躯体感觉的皮质代表区主要位于（　　）
A. 中央前回
B. 中央后回
C. 岛叶皮质
D. 颞叶皮质
E. 边缘系统皮质

28. 内脏痛的主要特点之一是（　　）
A. 对刺激性质的分辨能力强
B. 对电刺激敏感
C. 对牵拉刺激不敏感

D. 定位不精确
E. 必有牵涉痛

29. 肌梭感受器的适宜刺激是（ ）
A. 梭外肌收缩
B. 梭内肌紧张性降低
C. γ-纤维传出冲动减少
D. 梭外肌受到牵拉
E. 梭外肌松弛

30. 关于牵张反射的叙述，错误的是（ ）
A. 牵张反射的感受器是肌梭
B. 牵张反射的基本中枢位于脊髓
C. 脊髓被横断后，牵张反射永远消失
D. 牵张反射是维持姿势的基本反射
E. α 和 γ 纤维是牵张反射的传出纤维

31. 脊休克时，反射消失的原因是（ ）
A. 离断的脊髓突然失去了高位中枢的调节
B. 脊髓中的反射中枢被破坏
C. 切断损伤的刺激对脊髓的抑制作用
D. 缺血导致脊髓功能减退
E. 失去了脑干网状结构易化区的始动作用

32. 交感神经系统兴奋时，引起（ ）
A. 胃肠运动增强
B. 支气管平滑肌收缩
C. 瞳孔开大肌收缩
D. 促进胰岛素的分泌
E. 膀胱逼尿肌收缩

33. 副交感神经系统兴奋时，引起（ ）
A. 心率加快
B. 支气管平滑肌收缩
C. 瞳孔开大肌收缩
D. 胃肠运动减慢
E. 糖原分解增加

34. 防御反应区主要位于（ ）
A. 延髓
B. 脊髓
C. 脑桥
D. 下丘脑
E. 低位脑干

35. 无关刺激与非条件刺激在时间上结合起来的过程，称为（ ）
A. 强化
B. 习惯化
C. 敏感化
D. 学习
E. 记忆

36. 下列条件反射的叙述中，不正确的是（ ）
A. 形成的基本条件是强化
B. 机体在后天生活过程中形成的
C. 数量有限
D. 建立后可以发生消退
E. 使机体具有更大的适应性

37. 人类区别于动物的主要特征是（ ）
A. 具有第一信号系统
B. 对环境变化具有更大的适应性
C. 具有对抽象信号形成条件反射的能力
D. 具有建立条件反射的能力
E. 具有对具体信号形成条件反射的能力

38. 为人类所特有的是（ ）
A. 第一信号系统
B. 第二信号系统
C. 能形成条件反射
D. 对条件反射的分化能力
E. 以上都不对

39. 关于遗忘的叙述，错误的是（ ）
A. 是一种正常的生理现象
B. 意味着记忆痕迹的消失
C. 在学习后就开始
D. 遗忘的速率是先快后慢
E. 条件刺激久不强化会导致遗忘

40. 正常人在安静、清醒、闭目状态时，所记录的脑电图波形主要是（ ）
A. α 波
B. β 波
C. δ 波
D. θ 波

E. α和β波

41. 与睡眠有关的主要神经递质是（　　）

A. 去甲肾上腺素和多巴胺

B. 去甲肾上腺素和 5-羟色胺

C. 乙酰胆碱和多巴胺

D. 乙酰胆碱、多巴胺和 5-羟色胺

E. 去甲肾上腺素、多巴胺和 5-羟色胺

42. 慢波睡眠的特征是（　　）

A. 脑电图呈现去同步化快波

B. 生长素分泌减少

C. 多梦

D. 心率、呼吸加快，血压升高

E. 对促进生长，体力恢复有利

（二）B 型题

A. 维持身体平衡

B. 调节肌紧张

C. 协调随意运动

D. 发动随意运动

E. 维持和改变皮质兴奋状态

1. 前庭小脑的主要功能是（　　）

2. 皮质小脑的主要功能是（　　）

3. 非特异性投射系统的主要功能是（　　）

A. 下丘脑

B. 脑干网状结构

C. 大脑皮质

D. 中脑

E. 延髓

4. 瞳孔对光反射中枢位于（　　）

5. 生命中枢是指（　　）

6. 能控制日周期节律的部位是（　　）

7. 上行激活系统位于（　　）

A. 十烃季铵

B. 六烃季铵

C. 阿托品

D. 普萘洛尔

E. 酚妥拉明

8. M 受体阻断剂是（　　）

9. N_1 受体阻断剂是（　　）

10. N_2 受体阻断剂是（　　）

11. α 受体阻断剂是（　　）

12. β 受体阻断剂是（　　）

A. Na^+ 的通透性

B. K^+ 的通透性

C. Ca^{2+} 的通透性

D. H^+ 的通透性

E. Cl^- 的通透性

13. 兴奋性递质主要增加了突触后膜对（　　）

14. 抑制性递质主要增加了突触后膜对（　　）

15. 能促使囊泡释放神经递质的是（　　）

A. M 受体

B. N_1 受体

C. α 受体

D. $β_1$ 受体

E. $β_2$ 受体

16. 副交感神经节细胞膜上的受体为（　　）

17. 受副交感神经支配，可导致心率减慢的受体为（　　）

18. 受交感神经支配，可导致扩瞳肌收缩的受体为（　　）

19. 受交感神经支配，可导致支气管平滑肌舒张的受体为（　　）

20. 导致内脏血管收缩的肾上腺素受体为（　　）

四、问答题

1. 试述突触的传递过程。

2. 请比较兴奋性突触与抑制性突触传递原理的异同。

3. 简述突触前抑制产生的机制。

4. 何谓突触后抑制？简述其分类及生理意义。

5. 什么是特异和非特异投射系统？它们在结构与功能上各有何特点？

6. 内脏痛有何特征？牵涉痛发生的原因是什么？

7. 何谓脊休克？它的主要表现和发生原因是什么？

8. 何谓骨骼肌的牵张反射？发生原因是什么？有哪几种类型？

9. 简述小脑对躯体运动的调节功能。

10. 什么是胆碱能纤维和肾上腺素能纤维？分别包括哪些外周神经纤维？

参考答案

一、名词解释

1. 兴奋性突触后电位：突触后膜在递质作用下产生去极化改变，使该突触后神经元对其他刺激的兴奋性增高，这种电位变化称为兴奋性突触后电位。
2. 抑制性突触后电位：突触后膜在递质作用下产生超极化改变，使该突触后神经元对其他刺激的兴奋性降低，这种电位变化称为抑制性突触后电位。
3. 突触后抑制：是通过抑制性中间神经元末梢释放抑制性递质，使与其发生突触联系的神经元突触后膜产生抑制性突触后电位，引起突触后神经元产生抑制。
4. 突触前抑制：是引起兴奋性突触传递效应减弱的抑制，其原因是由于轴突-轴突突触的活动，使突触前末梢兴奋性递质释放减少，从而引起传递效应减弱。

5. 特异投射系统：是指丘脑的第一类和第二类细胞群向大脑皮质的投射，它们与大脑皮质特定感觉区有点对点的投射关系。
6. 非特异投射系统：是指丘脑的第三类细胞群向大脑皮质的投射，它们弥散地投射向整个大脑皮质，没有点对点的投射关系。
7. 脊休克：当脊髓与高位中枢突然离断时，横断面以下的脊髓暂时丧失反射活动能力，进入无反应状态的现象。
8. 牵涉痛：某些内脏疾病引起体表部位发生疼痛或痛觉过敏的现象，称为牵涉痛。
9. 牵张反射：有神经支配的骨骼肌受到牵拉而伸长时，能反射性地引起受牵拉的肌肉收缩，该反射称为牵张反射。
10. 肌紧张：缓慢、持续牵拉肌腱时发生的牵张反射。
11. 腱反射：快速牵拉肌腱时发生的牵张反射。
12. 去大脑僵直：在中脑上、下丘之间切断脑干的动物出现的以伸肌为主的肌紧张亢进现象。主要表现是动物头尾昂起、脊柱后挺、四肢坚硬如柱。
13. 条件反射：是机体在生活过程中，在非条件反射的基础上建立起的反射。建立条件反射的基本条件是无关刺激与非条件刺激在时间上的结合。
14. 强化：无关刺激和非条件刺激在时间上结合的过程称为强化。
15. 条件反射的消退：条件反射的消退是由于在不强化的情况下，原来引起条件反射的条件刺激转化成了引起大脑皮质发生抑制的刺激。这种由条件反射消退产生的抑制，称为消退抑制。
16. 第一信号系统：是指对现实的、具体的信号发生反应的大脑皮质功能系统。
17. 第二信号系统：是指对抽象语言、文字信号发生反应的大脑皮质功能系统。
18. 胆碱能纤维：释放乙酰胆碱作为递质的神经纤维，称为胆碱能纤维。
19. 肾上腺素能纤维：释放去甲肾上腺素作为递质的神经纤维，称为肾上腺素能纤维。

二、填空题

1. 胞体；突起
2. 生理完整性；绝缘性；双向性；相对不疲劳性
3. 兴奋性突触；抑制性突触
4. Na^+
5. Cl^-
6. 单向传递；总和作用；突触延搁
7. 抑制区；网状结构腹内侧部
8. 阿托品；筒箭毒碱；酚妥拉明；普萘洛尔
9. 腱反射；肌紧张
10. 交感缩血管；舒张
11. 加快；舒张；扩大
12. 减慢；收缩；缩小
13. N；M
14. α；β；α

15. 感觉性记忆；第一级记忆；第二级记忆；第三级记忆；感觉性记忆；第一级记忆；第二级记忆；第三级记忆
16. 无关刺激；非条件刺激；强化
17. 具体；抽象

三、选择题

（一）A 型题

1. D 2. D 3. E 4. D 5. C 6. C 7. A 8. C 9. B 10. D 11. A 12. C 13. B 14. A 15. B 16. D 17. C 18. A 19. C 20. D 21. D 22. C 23. A 24. B 25. A 26. D 27. B 28. D 29. D 30. C 31. A 32. C 33. B 34. D 35. A 36. C 37. C 38. B 39. B 40. A 41. B 42. E

（二）B 型题

1. A 2. C 3. E 4. D 5. E 6. A 7. B 8. C 9. B 10. A 11. E 12. D 13. A 14. E 15. C 16. B 17. A 18. C 19. E 20. C

四、问答题

1. 突触的传递过程为：当动作电位扩布到突触前神经末梢时，突触前膜对 Ca^{2+} 的通透性增加，Ca^{2+} 进入突触小体，进入的 Ca^{2+} 可以促进突触小泡向前膜移动，并释放递质到突触间隙。如果前膜释放兴奋性递质，与突触后膜受体结合后，可提高突触后膜对 Na^{+}、K^{+}，尤其是 Na^{+} 的通透性，导致突触后膜产生 EPSP。当 EPSP 达到一定幅值时，引起突触后神经元兴奋。如果前膜释放抑制性递质，与突触后膜受体结合后，提高了突触后膜对 Cl^{-}、K^{+}，尤其是 Cl^{-} 的通透性，导致突触后膜超极化，产生 IPSP，降低了突触后神经元的兴奋性，呈现抑制效应。
2. 兴奋性突触与抑制性突触传递时，在突触间隙前的过程基本上是相同的，都是动作电位到达，引起 Ca^{2+} 进入突触小体，释放递质到突触间隙。只是释放的递质不同，兴奋性突触释放兴奋性递质，抑制性突触传递释放抑制性递质。兴奋性突触的兴奋性递质与后膜受体结合后，可使突触后膜对 Na^{+}、K^{+}，尤其是 Na^{+} 的通透性增加，产生去极化的突触后电位，经总和达到阈电位时，突触后神经元产生兴奋；抑制性突触的抑制性递质与受体结合后，使突触后膜对 Cl^{-}、K^{+}，尤其是 Cl^{-} 的通透性增加，使突触后膜超极化，产生抑制性突触后电位，使突触后神经元不易产生兴奋。
3. 突触前抑制是中枢抑制的一种，是通过轴突-轴突型突触改变突触前膜的活动而实现的突触传递的抑制。例如，兴奋性神经元 A 的轴突末梢与神经元 B 构成兴奋性突触的同时，A 轴突末梢又与另一神经元 C 的轴突末梢构成轴突-轴突突触。神经元 C 虽然不能直接影响神经元 B 的活动，但其轴突末梢所释放的递质使轴突末梢 A 去极化，从而使 A 兴奋传到末梢的动作电位幅度变小，末梢释放的递质减少，使与它构成突触的神经元 B 的突触后膜产生的 EPSP 减小，导致发生抑制效应。
4. 突触后抑制也称为超极化抑制，是由抑制性中间神经元的活动所引起的。当抑制性中间神经元兴奋时，末梢释放抑制性递质，与突触后膜受体结合，使突触后膜对 Cl^{-}、K^{+}，尤其是 Cl^{-} 的通透性增加，使突触后膜超极化，产生抑制性突触后电位。

   突触后抑制可分为侧支性抑制和回返性抑制。侧支性抑制是指感觉传入纤维进入脊髓后，一方面直接兴奋某一中枢的神经元，另一方面发出侧支兴奋另一个抑制性中间神经元，通过抑制性神经元的活动来抑制另一中枢的神经元，通过这种抑制使不同中枢之间的活动协调起来。回返性抑制是指当某一中枢神经元兴奋时，其传出冲动沿轴突外传，同时又经轴突侧支兴奋一个抑制性中间神经元，该神经元回返作用于原来的神经元，抑制原发动兴奋的神经元及同一中枢的其他神经元。这是一种负反馈抑制形式，它使神经元的活动能及时终止，促使同一中枢的许多神经元之间活动的协调。

5. 特异性投射系统是经典的感觉传导通路（嗅觉除外），经过丘脑感觉接替核换元后投射到大脑皮质特定感觉区的传导系统。它具有点对点的投射关系，其投射纤维主要终止于大脑皮质的第四层，能产生特定感觉，并激发大脑皮质发出传出神经冲动。非特异性投射系统是指上述经典感觉传导道的第二级神经元轴突发出侧支，在脑干网状结构中反复换元上行，经丘脑髓板内核群换元后向大脑皮质广泛区域投射的系统。向大脑皮质投射无点对点的投射关系，投射纤维在大脑皮质终止区域广泛，因此其功能主要是维持或改变大脑皮质的兴奋状态，不能产生特定的感觉。

6. 内脏痛与皮肤痛相比较，具有如下特征：①缓慢、持续、定位不精确，对刺激的分辨能力差；②对机械性牵拉、缺血、痉挛和炎症等刺激敏感，而对皮肤致痛的切割、烧灼等刺激不敏感；③内脏痛的传入纤维主要是交感神经干内的传入纤维，食管、气管痛觉由迷走神经干内传入纤维上传、部分盆腔脏器的痛觉由盆神经上传；④体腔壁痛也属于内脏痛，是由躯体神经传入的；⑤常发生牵涉痛。牵涉痛是指内脏疾病往往引起身体的体表部位发生疼痛或痛觉过敏现象。发生牵涉痛的部位与真正患病内脏部位有一定的解剖关系，它们的传入纤维由同一后根进入脊髓。对牵涉痛的解释，存在两种学说：①会聚学说。内脏和躯体的传入纤维末梢在同一脊髓神经元上发生会聚，然后上行入脑。由于日常经常能意识到来自躯体的刺激，因此经由同一神经通路传入的内脏感觉也被误认为来自相应的躯体部位，产生牵涉痛。②易化学说。内脏感觉纤维的传入冲动提高了脊髓神经元的兴奋性。当有轻度的躯体刺激传入时，就使脊髓神经元兴奋而产生痛觉。

7. 脊休克是指与高位中枢离断的横断面以下的脊髓，暂时丧失反射活动的能力，进入无反应状态。主要表现为：在横断面以下的脊髓所支配的骨骼肌紧张性减低或消失，血压下降、粪尿积聚、出汗反射不出现等。脊休克产生的原因是由于离断的脊髓突然失去了高级中枢的易化调节所致，不是由于损伤的刺激引起，因为反射恢复后进行第二次脊髓切断损伤并不能使脊休克重现。

8. 骨骼肌的牵张反射是指有神经支配的骨骼肌受到外力牵拉而伸长时，引起受牵拉的同一肌肉发生反射性收缩。牵张反射的感受器是肌梭，当肌肉受牵拉而兴奋时，经Ⅰα或Ⅱ类纤维传入脊髓，兴奋脊髓前角的α运动神经元，使受牵拉的肌肉收缩。牵张反射分为两种类型：腱反射和肌紧张。腱反射也称位相性牵张反射，指快速牵拉肌肉时发生的牵张反射。肌紧张又称紧张性牵张反射，是指缓慢、持续牵拉肌肉时发生的牵张反射。

9. 小脑对躯体运动的调节主要有：维持身体平衡、调节肌紧张、协调随意运动和参与运动计划与运动程序的编制。①前庭小脑即绒球小结叶对前庭核的活动有调节作用，有维持身体平衡的功能。②脊髓小脑尤其是小脑前叶与肌紧张调节有关。小脑前叶蚓部可抑制肌紧张，小脑前叶两侧部有加强肌紧张的作用，后叶的旁中央小叶可接受脊髓小脑束的传入纤维，可加强双侧肌紧张。在进化过程中，小脑前叶抑制肌紧张的作用逐渐减弱，而易化作用逐渐占主要地位。此外，还参与随意运动的协调。③皮质小脑主要参与复杂运动计划的形成和运动程序的编制。当切除或损伤小脑后，随意运动的方向、力量及限度会发生扰乱，可出现小脑性共济失调和意向性震颤。

10. 释放乙酰胆碱作为递质的神经纤维，称为胆碱能神经纤维；释放去甲肾上腺素作为递质的神经纤维，称为肾上腺素能纤维。胆碱能神经纤维包括：自主神经的节前纤维、副交感神经的节后纤维、支配汗腺的交感神经节后纤维和交感舒血管纤维、躯体运动神经纤维。肾上腺素能神经纤维是指交感神经节后纤维中，除了支配汗腺的交感神经和骨骼肌舒血管纤维外，其余均为肾上腺素能神经纤维。

（大庆医学高等专科学校　刘兴国）

第十一章　内分泌

学习要点

一、概述

内分泌是指细胞所分泌的物质直接进入血液或其他体液的过程。由内分泌腺或散在的内分泌细胞所分泌的高效能的生物活性物质，称为激素。

1. 激素的信息传递方式　有远距分泌、旁分泌、自分泌和神经分泌等。

2. 激素作用的一般特征　包括信息传递作用、相对特异性、高效能生物放大作用和激素间的相互作用（协同作用、拮抗作用和允许作用）。

3. 激素作用的机制

（1）含氮类激素的作用机制——第二信使学说　激素作为第一信使，cAMP、cGMP、IP_3、DG、Ca^{2+}、前列腺素等均可作为第二信使。

（2）类固醇激素的作用机制——基因表达学说。

二、下丘脑的内分泌功能

下丘脑分泌9种下丘脑调节肽（如促甲状腺激素释放激素、促肾上腺皮质激素释放激素和促性腺激素释放激素等），通过垂体门脉系统调节腺垂体活动。由下丘脑视上核和室旁核合成的抗利尿激素（血管升压素）和催产素通过下丘脑-垂体束运输至神经垂体贮存，在适宜的刺激下，由神经垂体释放入血液。

三、垂体

1. 腺垂体　分泌7种不同的激素：促甲状腺激素（TSH）、促肾上腺皮质激素（ACTH）、促卵泡激素（FSH）、黄体生成素（LH）、生长素（GH）、催乳素和促黑激素。其中，TSH、ACTH、FSH和LH均有各自的靶腺，分别形成下丘脑-腺垂体-甲状腺轴、下丘脑-腺垂体-肾上腺皮质轴和下丘脑-腺垂体-性腺轴。

生长素的生理作用：①促进生长发育：生长素通过生长素介质发挥作用。人幼年时期若生长素分泌不足，则出现侏儒症；幼年时期生长素若分泌过多，则出现巨人症；成年后若生长素分泌过多，则出现肢端肥大症。②具有促进蛋白质合成，促进脂肪分解和升高血糖的作用。

2. 神经垂体　贮存和释放由下丘脑视上核和室旁核合成的血管升压素和催产素。

四、甲状腺

甲状腺腺泡上皮细胞合成和分泌甲状腺激素，主要有T_4（四碘甲腺原氨酸）和T_3（三碘甲腺原氨酸）两种。滤泡旁细胞（又称C细胞）分泌降钙素。

1. 甲状腺激素的生理功能

(1) 产热效应　提高体内绝大多数组织的耗氧量和产热量。甲状腺功能亢进患者的基础代谢率比正常值高25%～80%；甲状腺功能减退患者的基础代谢率比正常值低20%～40%。

(2) 对物质代谢的影响　促进糖的吸收，增强糖原分解和糖异生作用；生理剂量的甲状腺激素促进蛋白质的合成，大剂量则使蛋白质分解增强；既能促进脂肪和胆固醇的合成，又能加速其分解，但总的效应是分解大于合成。

(3) 对生长发育的影响　促进机体生长、发育，尤其是对婴儿脑和长骨的生长发育影响极大。幼年时期若甲状腺激素分泌不足，则可导致呆小症（克汀病）。

(3) 对神经系统的影响　提高已分化成熟的中枢神经系统的兴奋性。

2. 甲状腺功能的调节

(1) 主要受下丘脑-腺垂体-甲状腺轴的调节　下丘脑分泌的促甲状腺激素释放激素（TRH）经垂体门脉系统运至腺垂体，可促进促甲状腺激素（TSH）的合成和释放。腺垂体分泌的促甲状腺激素，可促进甲状腺激素的合成与分泌。血液中游离 T_4、T_3 浓度的升降，对腺垂体TSH的分泌有负反馈作用。当饮食中缺碘造成甲状腺激素合成减少时，甲状腺激素对腺垂体的负反馈作用减弱，使TSH的分泌量增加，从而刺激甲状腺细胞增生，甲状腺肿大，称为地方性甲状腺肿或单纯性甲状腺肿。

(2) 自身调节　甲状腺能根据碘供应的情况，调整自身对碘的摄取和利用以及甲状腺激素的合成与释放。

(3) 交感神经兴奋可促进甲状腺激素的合成与分泌；副交感神经兴奋则抑制甲状腺激素的合成与分泌。

五、肾上腺

1. 肾上腺皮质

(1) 糖皮质激素的生理作用　①对物质代谢的影响：促进糖异生，升高血糖；促进肝外组织，特别是肌肉组织蛋白质分解；促进脂肪分解，分泌过多时出现“向心性肥胖”。②提高机体对有害刺激的耐受能力。③有较弱的贮钠排钾的作用；增强血管平滑肌对儿茶酚胺的敏感性（允许作用）；提高中枢神经系统兴奋性等作用。

(2) 应激反应　是指当机体突然受到感染、缺氧、饥饿、创伤、疼痛、手术、寒冷及精神紧张等有害刺激时，血液中促肾上腺皮质激素（ACTH）的浓度急剧增加，导致血液中糖皮质激素浓度也相应显著升高的现象。应激反应时，下丘脑-腺垂体-肾上腺皮质系统的活动加强。

(3) 糖皮质激素分泌的调节　主要受下丘脑-腺垂体-肾上腺皮质轴的调节。

下丘脑合成释放的促肾上腺皮质激素释放激素通过垂体门脉系统被运送到腺垂体，促使腺垂体合成、分泌促肾上腺皮质激素（ACTH）。ACTH可促进肾上腺皮质合成、分泌糖皮质激素。

长期大量使用糖皮质激素治疗的患者，ACTH的分泌因负反馈作用而受到抑制，患者肾上腺皮质将逐渐萎缩而导致分泌功能降低，此时若突然停药，可能出现糖皮质激素分泌不足的症状，甚至危及生命。故停止用药时，应逐渐减量，缓慢停药，以促使其自身皮质功能的恢复。

六、肾上腺髓质

肾上腺髓质分泌的肾上腺素、去甲肾上腺素受交感神经节前纤维的支配，当交感神经兴奋时，髓质激素分泌增多。

当机体内、外环境急剧变化时，交感-肾上腺髓质系统活动的加强所产生的适应性反应，称为应急反应。主要表现为：在紧急情况下，中枢神经系统兴奋性增高，反应灵敏；同时心率加快，心肌收缩力加强，心输出量增加，血压升高；呼吸频率加快，每分通气量增加；肝糖原与脂肪分解加强，为骨骼肌、心肌等活动提供更多的能源，有利于机体随时调整各种功能，以应付环境急变，使机体度过紧急时刻而“脱险”。

“应急”与“应激”的概念不同，两者既有区别又有联系。当机体受到有害刺激时，应急反应表现为交感-肾上腺髓质系统活动加强，使血液中肾上腺髓质激素浓度明显升高，从而充分调动机体储备的潜能，提高“战斗力”，克服环境变化给机体造成的困难；而应激反应表现为下丘脑-腺垂体-肾上腺皮质轴活动加强，使血液中 ACTH 和糖皮质激素浓度显著升高，以增强机体对有害刺激的“耐受力”。两者相辅相成，共同提高机体的抗病能力。

七、胰岛

胰岛 A 细胞分泌胰高血糖素，B 细胞分泌胰岛素，D 细胞分泌生长抑素。

1. 胰岛素

(1) 生理作用　胰岛素是促进合成代谢、调节血糖浓度的主要激素，对机体能源物质的贮存和人体生长有重要作用：①促进全身组织对葡萄糖的摄取和利用，加速肝糖原和肌糖原的合成，并促进葡萄糖转变为脂肪；另一方面抑制糖原分解和糖异生，从而增加血糖的去路，减少来源，使血糖降低。当胰岛素缺乏时，血液中葡萄糖不能被细胞贮存和利用，导致血糖升高。当血糖超过肾糖阈时，出现尿糖，发生糖尿病。②促进脂肪的合成与储存。③促进蛋白质的合成。

(2) 分泌的调节　血糖浓度是调节胰岛素分泌的最重要因素。迷走神经兴奋时，可引起胰岛素的释放；交感神经兴奋时，抑制胰岛素的分泌。

2. 胰高血糖素　主要生理作用：升高血糖。它能促进肝糖原分解，促进糖异生，使血糖浓度明显升高。血糖浓度是影响胰高血糖素分泌的最重要因素。交感神经兴奋可促进胰高血糖素的分泌，迷走神经兴奋则抑制胰高血糖素的分泌。

八、甲状旁腺、降钙素和维生素 D_3

1. 甲状旁腺素　是由甲状旁腺主细胞合成、分泌的激素。主要作用是升高血钙和降低血磷。甲状旁腺素的分泌主要受血钙浓度的调节。

2. 降钙素　主要由甲状腺滤泡旁细胞（C 细胞）合成和分泌。主要作用是降低血钙和血磷。降钙素的分泌主要受血钙浓度的反馈调节。

3. 维生素 D_3　又名胆钙化醇，主要通过作用于小肠、骨和肾来调节钙、磷代谢。

习　题

一、名词解释

1. 激素

2. 旁分泌

3. 自分泌

4. 神经分泌

5. 远距分泌

6. 允许作用

7. 呆小症

8. 应激反应

9. 应急反应

10. 第二信使

11. 下丘脑调节肽

二、填空题

1. 激素的作用方式有________、________、________和神经分泌。
2. 含氮激素的作用机制为________学说，类固醇激素的作用机制为________学说。
3. 激素间相互作用主要表现为________、________和________。
4. 神经垂体释放________和________两种激素，它们是在________合成的，经过________运输到神经垂体。
5. 生理浓度的生长素________蛋白质的合成，________脂肪的分解和________葡萄糖的消耗。
6. 幼年时生长素分泌不足可致________症，分泌过多可致________症。幼年时甲状腺激素分泌不足可致________症。成年后生长素分泌过多可致________症。
7. 甲状腺激素主要有________和________两种；食物中的________是合成甲状腺激素不可缺少的重要原料。
8. 甲状腺激素对能量代谢的影响，具有明显的________效应；对已分化成熟的神经系统，甲状腺激素可________中枢神经系统的兴奋性。
9. 肾上腺髓质分泌的激素为________和________。
10. 参与钙磷代谢调节的主要激素有________、________和________。
11. 在糖代谢中胰岛素可使血糖________，胰高血糖素可使血糖________。
12. 按分子结构和化学性质，可将激素分为两大类，即________和________。
13. 肾上腺皮质分泌的激素有________、________和________。
14. 糖皮质激素浓度升高可引起血液中中性粒细胞数目________，淋巴细胞数目________，嗜酸性粒细胞数目________。
15. 应急反应和应激反应的主要区别在于前者是________系统活动的增强，而后者则是________系统活动的增强。
16. 长期使用糖皮质激素时，肾上腺皮质将________。

三、选择题

(一) A 型题

1. 不属于下丘脑调节肽的是（　　）
   A. TRH
   B. 生长抑素
   C. FSH
   D. CRH
   E. GHRH
2. 生长素的作用不包括（　　）
   A. 促进骨骼的生长发育
   B. 促进蛋白质合成
   C. 促进核酸合成
   D. 促进脂肪合成
   E. 使血糖升高
3. 下列哪项不属于腺垂体激素（　　）
   A. 促甲状腺激素
   B. 促肾上腺皮质激素
   C. 生长激素释放抑制激素
   D. 催乳素
   E. 生长激素
4. 甲状腺激素对物质代谢的影响是（　　）
   A. 抑制外周组织对糖的利用，升高血糖
   B. 促进脂肪酸氧化，加速脂肪分解
   C. 抑制胆固醇降解，血中胆固醇升高
   D. 抑制蛋白质的合成，呈氮的负平衡
   E. 抑制肾上腺素等激素的升糖作用
5. 甲状腺活动的调节不包括（　　）

A. 甲状腺激素对腺垂体的正反馈作用
B. 下丘脑-腺垂体对甲状腺活动的调节
C. 自主神经的支配
D. 存在自身调节
E. T_3、T_4 对腺垂体的负反馈作用

6. 某幼儿表现为脑的发育缓慢，智力低下，且身材矮小；X线片显示骨化中心发育不全，骨骺愈合延迟；血液中甲状腺激素水平偏低，应诊断为（　　）
A. 侏儒症
B. 黏液性水肿
C. 地方性甲状腺肿
D. 呆小症
E. 先天愚型（唐氏综合征）

7. 垂体门脉系统的主要作用是（　　）
A. 将下丘脑调节肽转运至腺垂体，调节其分泌活动
B. 将下丘脑调节肽转运至神经垂体，调节其分泌活动
C. 将腺垂体激素转运至神经垂体，调节其分泌活动
D. 将神经垂体激素转运至腺垂体，调节其分泌活动
E. 将垂体激素转运至下丘脑，调节其分泌活动

8. 调节胰岛素分泌的最重要因素是（　　）
A. 血氨基酸浓度
B. 血脂肪酸浓度
C. 血糖浓度
D. 激素作用
E. 神经调节

9. 能直接刺激甲状腺腺体增生和甲状腺激素分泌的物质是（　　）
A. TRH
B. TSH
C. CRH
D. T_3 和 T_4
E. ACTH

10. 幼年时期生长素缺乏可导致（　　）
A. 呆小症
B. 侏儒症
C. 巨人症
D. 肢端肥大症
E. 向心性肥胖症

11. 血液中哪一种激素出现高峰可作为排卵的标志（　　）
A. 催乳素
B. 黄体生成素
C. 促卵泡激素
D. 孕激素
E. 促性腺激素释放激素

12. 对脑和长骨的发育最为重要的激素是（　　）
A. 生长素
B. 甲状腺激素
C. 雄激素
D. 雌激素
E. 甲状旁腺激素

13. 下列哪一项不是甲状腺激素的生理作用（　　）
A. 可增加组织耗氧量，增加产热
B. 对婴幼儿骨和脑的发育尤为重要
C. 生理剂量可加速蛋白质分解
D. 提高神经系统的兴奋性
E. 使心率增快，心肌收缩力增强

14. “向心性肥胖”是因为（　　）
A. 糖皮质激素过少
B. 糖皮质激素过多
C. 盐皮质激素过多
D. 盐皮质激素过少
E. 性激素分泌过多

15. 不是腺垂体分泌的激素是（　　）
A. 促甲状腺激素
B. 促肾上腺皮质激素
C. 黄体生成素
D. 催产素
E. 催乳素

16. 经常性控制糖皮质激素分泌的是（　　）
A. TSH
B. ACTH

C. FSH
D. LH
E. GHRH

17. 降钙素降低血钙和血磷的主要机制是（　　）
A. 减弱溶骨过程，增强成骨过程，抑制肾小管的重吸收
B. 增强溶骨过程，增强成骨过程，抑制肾小管的重吸收
C. 增强溶骨过程，减弱成骨过程，抑制肾小管的重吸收
D. 减弱溶骨过程，增强成骨过程，增强肾小管的重吸收
E. 增强溶骨过程，减弱成骨过程，增强肾小管的重吸收

18. 降钙素的主要作用是降低血钙和血磷，其主要靶器官是（　　）
A. 甲状腺
B. 甲状旁腺
C. 胃肠道
D. 骨
E. 肾

19. 关于胰岛素的生理作用，叙述错误的是（　　）
A. 促进糖的储存和利用，降低血糖
B. 促进糖原异生
C. 促进脂肪合成，抑制其分解
D. 促进蛋白质合成
E. 抑制蛋白质分解

20. 关于糖皮质激素的作用，叙述错误的是（　　）
A. 促进糖异生，升高血糖
B. 使淋巴细胞和嗜酸性粒细胞减少
C. 有利于提高血管的张力和维持血压
D. 增强对有害刺激的抵抗力
E. 减少胃酸和胃蛋白酶原的分泌

21. 长期应用糖皮质激素治疗的患者在停药时应注意（　　）
A. 检查白细胞
B. 了解胃黏膜有无损伤
C. 避免受各种伤害性刺激
D. 逐次减量停药
E. 补充血糖

22. 关于糖皮质激素对血细胞的影响，错误的是（　　）
A. 增加血液中红细胞数量
B. 增加血液中中性粒细胞的数量
C. 降低血液中血小板的数量
D. 降低血液中淋巴细胞的数量
E. 降低血液中嗜酸性粒细胞的数量

23. 机体严重缺乏下列哪种激素可导致“水中毒”（　　）
A. 皮质醇
B. 肾素
C. 醛固酮
D. 抗利尿激素
E. 雌二醇

24. 血液中激素浓度很低，而生理效应十分明显是因为（　　）
A. 激素的半衰期长
B. 激素的特异性强
C. 激素作用有靶细胞
D. 激素间有相互作用
E. 激素有高效能放大作用

25. 第二信使 cAMP 的作用是激活（　　）
A. DNA 酶
B. 磷酸化酶
C. 蛋白激酶
D. 腺苷酸环化酶
E. 磷酸二酯酶

26. 类固醇激素作用机制的第一步是与靶细胞的（　　）
A. 细胞膜受体结合
B. 胞质受体结合
C. 核受体结合
D. G-蛋白结合
E. 腺苷酸环化酶

27. 刺激胰高血糖素分泌最强的代谢因素是（　　）
A. 低蛋白

B. 低血糖
C. 低血脂
D. 低血钾
E. 低血钠

28. 在甲状腺激素合成过程中起关键作用的酶是（　　）
A. 过氧化酶
B. 脱碘酶
C. 磷酸化酶
D. 蛋白水解酶
E. 氨基化酶

29. 刺激胰岛素分泌最主要的因素是（　　）
A. 促胃液素释放
B. 迷走神经兴奋
C. 血糖浓度升高
D. 血氨基酸浓度升高
E. 胰高血糖素释放

30. 在下列哪种情况下，去甲肾上腺素的作用强于肾上腺素（　　）
A. 心脏兴奋
B. 血管收缩
C. 内脏平滑肌松弛
D. 产热效应
E. 血糖升高

（二）B 型题

A. 生长素
B. 甲状腺激素
C. 甲状旁腺激素
D. 糖皮质激素
E. 胰岛素

1. 促进骨骼、肌肉及内脏器官生长发育作用尤为显著的是（　　）
2. 能够使绝大多数组织的耗氧量和产热量增加的是（　　）
3. 主要受血糖浓度影响其分泌的是（　　）

A. 胰高血糖素
B. 胰岛素
C. 抗利尿激素
D. 促黑激素
E. 褪黑素

4. 胰岛 B 细胞产生的激素是（　　）
5. 腺垂体细胞产生的激素是（　　）

A. 生长抑素
B. 生长素
C. 降钙素
D. 胰岛素
E. 皮质醇

6. 下丘脑分泌的激素是（　　）
7. 甲状腺分泌的激素是（　　）

A. 人幼儿期生长激素分泌不足
B. 人幼儿期甲状旁腺激素分泌不足
C. 人幼儿期肾上腺皮质激素分泌不足
D. 人幼儿期甲状腺激素分泌不足
E. 人幼儿期胰岛素分泌不足

8. 侏儒症的病因是（　　）
9. 呆小症的病因是（　　）

A. 呆小症
B. 侏儒症
C. 肢端肥大症
D. 尿崩症
E. 阿狄森病

10. 成年后生长素分泌过多可导致（　　）
11. 肾上腺皮质功能低下则出现（　　）

A. 甲状旁腺激素
B. 催乳素
C. 雌激素
D. 醛固酮
E. 抑制素

12. 对下丘脑-腺垂体有正反馈效应的激素是（　　）
13. 有保钠排钾保水作用的激素是（　　）

A. 一氧化碳
B. 孕激素
C. 多巴胺
D. 生长抑素
E. 乙酰胆碱

14. 属于类固醇激素的是（　　）
15. 属于含氮类激素的是（　　）

A. T_3
B. T_4

C. T_3 和 T_4
D. rT_3
E. T_1 和 T_2
16. 甲状腺激素是指（ ）
17. 活性最强的甲状腺激素是（ ）
A. 成年人甲状腺功能不足
B. 糖皮质激素分泌过多
C. 幼年时甲状腺功能不足
D. 幼年时生长素分泌不足
E. 食物中缺碘
18. 向心性肥胖是由于（ ）
19. 地方性甲状腺肿是由于（ ）
A. 甲状腺激素
B. 糖皮质激素
C. 胰岛素
D. 生长素
E. 盐皮质激素
20. 体内贮存量最多的激素是（ ）
21. 体内唯一的降血糖激素是（ ）
22. 对脂肪、糖原、蛋白质合成都有促进作用的是（ ）
23. “保钠”作用最强的激素是（ ）
24. 能增强机体对有害刺激的耐受能力的是（ ）
A. 保钠排钾
B. 升钙升磷
C. 保钾排钠
D. 降钙降磷
E. 升钙降磷
25. 醛固酮的作用是（ ）
26. 甲状旁腺素的作用是（ ）
27. 降钙素的作用是（ ）

四、问答题

1. 简述激素作用的一般特征。

2. 何谓应激反应和应急反应？两者有何关系？

3. 甲状腺激素的主要生理作用有哪些？

4. 简述甲状腺激素分泌的调节，阐明机体缺碘引起甲状腺肿大的机制。

5. 糖皮质激素的主要生理作用有哪些？

6. 简述糖皮质激素分泌的调节，并说明长期使用糖皮质激素的患者为何不能骤然停药。

参考答案

一、名词解释

1. 激素：是由内分泌腺或内分泌细胞分泌的高效能生物活性物质。
2. 旁分泌：有些激素通过细胞间液弥散到邻近的细胞发挥作用。
3. 自分泌：内分泌细胞分泌的激素在局部弥散又返回作用于该内分泌细胞而发挥作用，称为自分泌。
4. 神经分泌：由神经内分泌细胞分泌的神经激素通过轴浆运输至神经末梢释放，再作用于靶细胞的方式称为神经分泌。
5. 远距分泌：大多数激素借助血液运输到达远距离的靶器官或靶细胞而发挥作用，称为远距分泌。
6. 允许作用：某些激素本身并不能对某器官或细胞直接发生作用，但它的存在却使另一种激素产生的效应明显增强，称为激素的允许作用。
7. 呆小症：胚胎时期缺碘或婴幼儿时期甲状腺功能低下，导致脑的发育明显障碍，智力低下，身材矮小，称为呆小症。
8. 应激反应：当机体受到感染、缺氧、饥饿、创伤、手术、疼痛、寒冷及精神紧张等伤害性刺激时，血液中促肾上腺皮质激素浓度和糖皮质激素浓度急剧升高，产生一系列非特异性全身反应，称为应激反应。
9. 应急反应：当机体遭遇紧急情况，受到焦虑、情绪激动、严寒、疼痛、失血、脱水、窒息等伤害性刺激时，机体交感神经兴奋，肾上腺髓质分泌的肾上腺素与去甲肾上腺素急剧增加，即交感-肾上腺髓质系统作为一个整体被动员起来的一种全身性反应，称为应急反应。
10. 第二信使：是将激素所携带的信息传递到细胞内，使之产生生理学效应的细胞内信使，如 cAMP。
11. 下丘脑调节肽：是指由下丘脑促垂体区肽能神经元分泌，主要调节腺垂体活动的肽类激素的总称。

二、填空题

1. 远距分泌；旁分泌；自分泌
2. 第二信使；基因调节
3. 协同作用；拮抗作用；允许作用
4. 血管升压素；催产素；下丘脑；下丘脑-垂体束
5. 促进；促进；减少
6. 侏儒；巨人；呆小；肢端肥大
7. 四碘甲腺原氨酸（T_4）；三碘甲腺原氨酸（T_3）；碘
8. 产热；提高
9. 肾上腺素；去甲肾上腺素

10. 降钙素；甲状旁腺素；1，25-二羟维生素 D_3
11. 降低；升高
12. 含氮类激素；类固醇激素
13. 盐皮质激素；糖皮质激素；性激素
14. 增加；减少；减少
15. 交感-肾上腺髓质；下丘脑-腺垂体-肾上腺皮质
16. 萎缩

三、选择题

(一) A型题

1. C 2. D 3. C 4. B 5. A 6. D 7. A 8. C 9. B 10. B 11. B 12. B 13. C
14. B 15. D 16. B 17. A 18. D 19. B 20. E 21. D 22. C 23. A 24. E 25. C
26. B 27. B 28. A 29. C 30. B

(二) B型题

1. A 2. B 3. E 4. B 5. D 6. A 7. C 8. A 9. D 10. C 11. E 12. C 13. D
14. B 15. D 16. C 17. A 18. B 19. E 20. A 21. C 22. C 23. E 24. B 25. A
26. E 27. D

四、问答题

1. 激素作用的一般特征：①激素作用的相对特异性；②信息传递作用；③高效能生物放大作用；④激素间相互作用（包括协同作用、拮抗作用和允许作用）。
2. 应激反应：当机体受到感染、缺氧、饥饿、创伤、手术、疼痛、寒冷及精神紧张等伤害性刺激时，血液中促肾上腺皮质激素浓度和糖皮质激素浓度急剧升高，产生一系列非特异性全身反应，称为应激反应。应急反应：当机体遭遇紧急情况，受到焦虑、情绪激动、严寒、疼痛、失血、脱水、窒息等伤害性刺激时，机体交感神经兴奋，肾上腺髓质分泌的肾上腺素与去甲肾上腺素急剧增加，即交感-肾上腺髓质系统作为一个整体被动员起来的一种全身性反应，称为应急反应。应急反应是以交感-肾上腺髓质系统活动加强为主，使血液中肾上腺髓质激素浓度明显升高，从而充分调动人体的储备能力，克服环境变化对人体造成的困难。而应激反应是以下丘脑-腺垂体-肾上腺皮质轴活动加强为主，使血液中 ACTH 和糖皮质激素浓度明显升高，以提高人体对伤害性刺激的耐受能力，提高生存能力。因此，机体的“应急”和“应激”既相互区别，又紧密联系。实际上，引起“应急反应”的各种刺激也是引起“应激反应”的刺激，两种反应同时发生，共同提高机体抵御伤害性刺激的能力。
3. 甲状腺激素主要影响代谢、生长发育，对神经系统和其他系统也有作用。
   (1) 对代谢的影响：①产热效应：可提高绝大多数组织的耗氧量，增加产热，②对三大营养物质代谢的影响：大剂量促进糖的吸收与肝糖原分解，升高血糖；加速外周组织对糖的利用；促进胆固醇降解大于合成，故血胆固醇下降；促进蛋白质合成，但过多时则促进其分解。
   (2) 影响机体生长发育，尤其对骨骼和神经系统的正常发育十分重要；婴幼儿期缺乏甲状腺激素将引起呆小症。
   (3) 提高神经系统的兴奋性，兴奋交感神经系统。

(4) 其他作用：作用于心血管系统，使心跳加快，心肌收缩力加强，心输出量和心脏做功增加。使组织耗氧量增加，小血管舒张，外周阻力降低。

4. 甲状腺激素分泌的调节：①下丘脑-垂体-甲状腺轴：下丘脑会分泌促甲状腺激素释放激素（TRH），促进垂体合成、分泌促甲状腺激素（TSH），TSH 促进甲状腺腺细胞的增生，加速 T_3、T_4 的合成与分泌，当血液中 T_3、T_4 增多时又反馈抑制腺垂体 TSH 的合成与分泌，有利于维持体内 T_3、T_4 的稳定。寒冷可引起下丘脑 TRH 分泌增多，使体内 T_3、T_4 水平升高。②自身调节：血液中碘过高时可抑制 T_3、T_4 的合成与分泌，因此过量的碘可产生抗甲状腺效应。③神经调节：交感神经兴奋可促进 T_3、T_4 合成，副交感神经兴奋则抑制其分泌。

机体缺碘引起甲状腺肿大的机制如下：碘是合成甲状腺激素的原料。当食物中长期缺碘时，体内甲状腺激素的合成和分泌减少，对腺垂体的反馈抑制作用减弱，则使腺垂体分泌促甲状腺激素增多。后者能刺激甲状腺代偿性地增生、肥大，称为地方性甲状腺肿。同时，由于甲状腺的功能基本正常，故又称为单纯性甲状腺肿。

5. (1) 对物质代谢的影响：①促进糖异生，抑制糖的利用，升高血糖。②促进肝外组织蛋白质的分解。③促进脂肪分解，引起脂肪重新分布，出现“向心性肥胖”。④有较弱的贮钠排钾的作用，并促进肾排水，分泌不足时可出现“水中毒”。

(2) 在应激反应中的重要作用：当机体受到各种有害刺激，如缺氧、创伤、手术、饥饿、疼痛、寒冷以及精神紧张和焦虑不安等时，血液中促肾上腺皮质激素和糖皮质激素的浓度急剧增高的现象，称为应激反应。许多实验表明，有害刺激时，人体主要靠促肾上腺皮质激素和糖皮质激素的增加来度过“难关”。

(3) 对各器官系统的作用：①使血液中红细胞、血小板和中性粒细胞的数量增加，而使淋巴细胞和嗜酸性粒细胞减少。②增强血管平滑肌对儿茶酚胺的敏感性（允许作用），降低毛细血管壁的通透性。肾上腺皮质功能低下时血压下降。③提高神经系统的兴奋性。④促进胃酸、胃蛋白酶的分泌。

6. 肾上腺皮质束状带分泌糖皮质激素主要受下丘脑-腺垂体-肾上腺皮质轴的经常性调节。下丘脑分泌的促肾上腺皮质激素释放激素（CRH），通过垂体门脉系统的运输到达腺垂体，可促进腺垂体分泌促肾上腺皮质激素（ACTH）。ACTH 不仅能刺激肾上腺皮质合成、分泌糖皮质激素，而且能刺激肾上腺皮质束状带发育生长。血液中糖皮质激素水平升高不仅反馈抑制下丘脑 CRH 的分泌、而且主要反馈抑制腺垂体 ACTH 的分泌（长反馈）。ACTH 亦可反馈抑制下丘脑 CRH 的分泌（短反馈）。总之，下丘脑、垂体和肾上腺皮质组成一个密切联系、协调统一的功能活动轴，从而维持血液中糖皮质激素浓度的相对稳定和在不同状态下的适应性变化。

长期使用糖皮质激素会使糖皮质激素对下丘脑和腺垂体的负反馈作用受到抑制，导致腺垂体分泌的促肾上腺皮质激素减少，引起肾上腺皮质逐渐萎缩，自身分泌的糖皮质激素量减少。如果突然停药，必将因自身分泌不足而使血中糖皮质激素水平突然降低，患者将处于肾上腺皮质功能低下状态，如血糖下降、血压下降、神经系统的兴奋性降低和对伤害性刺激的耐受能力降低等。因此不能突然停药，而应采用逐步减小剂量的方法，以使对下丘脑和腺垂体的负反馈作用减弱。还可间断给予 ACTH，促使肾上腺皮质功能恢复后才可停药。

（大庆医学高等专科学校 王 腾）

第十二章 生　殖

学习要点

生物体生长发育到一定阶段后，能够产生与自己相似的子代个体，这种功能称为生殖。

一、男性生殖

睾丸具有产生精子和内分泌两种功能。

1. 睾丸的生精功能　生精小管是生成精子的部位，其上皮由生精细胞和支持细胞构成。生精是指精原细胞发育成为成熟精子的过程。

2. 睾丸的内分泌功能　睾丸的间质细胞分泌雄激素，支持细胞分泌抑制素。

雄激素主要为睾酮，其生理作用有：①促进男性生殖器官的生长发育，刺激男性副性征出现并维持正常状态；②维持生精作用；③促进蛋白质合成，特别是肌肉和生殖器官的蛋白质合成，并能促进骨骼生长与钙、磷沉积；④直接刺激骨髓，促进红细胞生成。

3. 睾丸功能的调节　受下丘脑-腺垂体-睾丸轴的调节。

二、女性生殖

卵巢具有生成卵子和内分泌两种功能。

1. 卵巢的生卵功能　卵子由卵巢内的原始卵泡逐渐发育而成。成熟卵泡破裂后，卵泡细胞和它周围的放射冠等一起排入腹腔的过程，称为排卵。卵细胞排出后，残余的卵泡形成黄体，黄体细胞分泌大量孕激素和雌激素。

2. 卵巢的内分泌功能　雌激素由卵泡的内膜细胞、颗粒细胞及黄体细胞分泌。孕激素由黄体细胞分泌。

（1）雌激素的生理作用　①促进女性附性器官的生长发育；②促进女性副性征出现，并使之维持于成熟状态。③对代谢的作用表现在：刺激成骨细胞的活动，抑制破骨细胞的活动，加速骨骼生长，促进骨骺与长骨干愈合；促进脂肪组织的脂肪合成，促进胆固醇的降解与排泄；促进蛋白质的合成；高浓度的雌激素可引起醛固酮的分泌，促进水、钠潴留。

（2）孕激素的生理作用　①对子宫的作用：使子宫内膜呈现分泌期改变，为胚泡着床提供适宜的环境；降低子宫平滑肌的兴奋性，有安胎作用；抑制母体对子宫内胚胎的免疫排斥，有利于维持妊娠；可减少子宫颈黏液的分泌量。②促进乳腺腺泡和导管生长发育。③产热作用。④可使血管和消化道的平滑肌松弛。⑤抑制母体对胚胎的免疫反应。

三、月经周期

女性从青春期开始，子宫内膜发生周期性脱落、出血并经阴道流出的现象称为月经。这种现象呈周期性变化，称为月经周期。

1. 根据子宫内膜和卵巢的变化，将月经周期分为增殖期、分泌期和月经期。

2. 月经周期的形成机制 主要受下丘脑-腺垂体-卵巢轴的调节。

(1) 增殖期的形成 从青春期开始，下丘脑分泌 GnRH 增加，使腺垂体分泌 FSH 和 LH 也增加，FSH 促进卵泡的发育成熟，并与 LH 配合，使卵泡分泌雌激素。子宫内膜在雌激素作用下呈现增殖期的变化。在增殖期末，相当于排卵的前一天左右，血液中雌激素的浓度达到高峰，通过正反馈作用使 GnRH 进一步分泌增加，进而使 FSH 和 LH 分泌增加，尤其是 LH 分泌显著增加，形成 LH 高峰。在高浓度 LH 作用下，引起已成熟的卵泡破裂排卵。

(2) 分泌期与月经期的形成 排卵后残存卵泡中的颗粒细胞和内膜细胞在 LH 作用下形成黄体，黄体分泌大量的雌激素和孕激素，促使子宫内膜发生分泌期变化，同时，通过负反馈作用抑制下丘脑和腺垂体的功能。排出的卵细胞没有受精，黄体退化、萎缩，雌激素和孕激素浓度迅速降低。子宫内膜突然失去雌激素和孕激素的支持，而导致脱落、出血，形成月经。血液中雌激素和孕激素浓度的明显降低，对下丘脑和腺垂体的负反馈抑制作用解除，卵泡又在逐渐增多的 FSH 和 LH 的作用下生长发育，新的月经周期便又开始。

四、妊娠、分娩和避孕

1. 妊娠 是指在母体内胚胎的形成及胎儿的生长、发育过程，包括受精、着床、妊娠的维持、胎儿的生长、发育以及分娩。妊娠的全过程平均约 38 周。

胎盘分泌人绒毛膜促性腺激素、人绒毛膜生长素、雌激素、孕激素等。人绒毛膜促性腺激素（HCG）在受精后第 8～10 天就出现在母体血液中，至妊娠 8～10 周分泌达到高峰。测定血液或尿液中的 HCG 浓度，是诊断早期妊娠的最敏感方法之一。

2. 分娩 是指成熟的胎儿及其附属物从母体子宫娩出体外的过程。人类的孕期为 265 天，但一般从末次月经周期第 1 天算起，因此可计算为 280 天。分娩过程表现为一种正反馈调节。

3. 避孕 是指采用一定的方法使女性暂不受孕。一般通过控制以下环节达到避孕目的：①抑制精子或卵子的生成；②阻止精子与卵子相遇；③使女性生殖道内的微环境不利于精子的生存和活动；④使子宫内的环境不适于胚泡着床与生长等。

习 题

一、名词解释

1. 生殖

2. 排卵

3. 受精

4. 精子获能

5. 分娩

6. 月经

二、填空题

1. 睾丸的生理功能是__________和__________；卵巢的生理功能是__________和__________。
2. 雌激素的主要作用是促进女性__________发育和促进__________出现。孕激素的主要作用是保证__________着床和维持__________。
3. 月经周期按子宫内膜变化分为__________、__________和__________三个时期。
4. 胎盘可以产生__________、__________、__________和__________等多种激素。
5. 排卵后，残余的卵泡发育成__________。若卵子没有受精，它将退化、变性并转变为__________；若卵子受精，它将继续生长成为__________。
6. 月经周期中由于__________和__________浓度迅速下降，导致子宫内膜脱落、出血，形成月经。
7. 检测母体血液或尿液中的__________，可作为__________妊娠的诊断指标。
8. 活性最强的雌激素是__________，孕激素主要为__________。

三、选择题

（一）A 型题

1. 血液中哪种激素出现高峰可以作为排卵的标志（　　）
   A. 雌激素
   B. 孕激素
   C. 黄体生成素
   D. 促卵泡激素
   E. 促卵泡激素释放激素
2. 促进间质细胞分泌睾酮的激素是（　　）
   A. 黄体生成素
   B. 促卵泡激素
   C. 促性腺激素释放激素
   D. 雄烯二酮
   E. 双氢睾酮
3. 出现月经是由于血液中哪种激素的浓度急剧下降所致（　　）
   A. 生长素
   B. 雌激素
   C. 孕激素
   D. 雌激素和孕激素
   E. 雌激素和生长素
4. 下列哪项不是睾酮的生理作用（　　）
   A. 促进精子的生成
   B. 刺激生殖器官的生长
   C. 促进男性副性征的出现
   D. 负反馈调节腺垂体分泌 FSH
   E. 促进生精细胞的分化
5. 雄激素主要由下列哪种细胞分泌（　　）
   A. 精子细胞
   B. 精原细胞
   C. 间质细胞
   D. 支持细胞

E. 生精细胞

6. 关于雌激素的生理作用的叙述，错误的是（　　）

A. 使输卵管平滑肌活动增强

B. 促进阴道上皮细胞增生

C. 促进子宫内膜增生出现分泌期变化

D. 促进乳腺发育

E. 高浓度的雌激素有导致水、钠潴留的趋势

7. 临床上早期诊断是否妊娠是根据母体血液、尿液中下列哪种激素水平来判断的（　　）

A. 雌激素

B. 孕激素

C. 雄激素

D. 人绒毛膜促性腺激素

E. 孕酮

8. 大多数哺乳动物和人类，精子必须在雌性生殖道内停留一段时间方能获得使卵子受精的能力，这种现象称为（　　）

A. 受精

B. 着床

C. 顶体反应

D. 精子获能

E. 精子去获能

9. 女性基础体温在排卵后升高 0.5℃左右，并在分泌期维持在这一水平。基础体温的升高与下列哪种激素有关（　　）

A. 雌激素

B. 孕激素

C. 促卵泡激素

D. 黄体生成素

E. 甲状腺激素

10. 在排卵前一天，血液中出现黄体生成素高峰，若事先用抗雌激素血清处理动物，则黄体生成素高峰消失。表明黄体生成素高峰是由下列哪种激素高峰所诱导的（　　）

A. 雌激素

B. 孕激素

C. 促卵泡激素

D. 肾上腺皮质激素

E. 促肾上腺皮质激素

11. 睾酮的化学本质是（　　）

A. 类固醇激素

B. 含氮类激素

C. 肽类激素

D. 蛋白质激素

E. 胺类激素

12. 关于月经出血的叙述，下列哪项是错误的（　　）

A. 与 FSH 和 LH 的分泌减少有关

B. 由雌激素和孕激素分泌减少而引起

C. 子宫内膜血管痉挛，子宫内膜缺血、坏死、脱落

D. 因为子宫内膜组织中含有丰富的纤溶酶原激活物，故月经血不凝固

E. 由于雌激素和孕激素分泌增多而引起

（二）B 型题

A. 睾酮的作用

B. 雌激素的作用

C. 孕激素的作用

D. 卵巢与肾上腺皮质雄激素的作用

E. FSH 和 LH

1. 男性附性器官的发育是由于（　　）

2. 女性附性器官的发育是由于（　　）

3. 乳腺腺泡发育是由于（　　）

4. 增强子宫平滑肌的兴奋性和对催产素的敏感性是由于（　　）

5. 刺激红细胞的生成是由于（　　）

A. 胎盘

B. 卵巢

C. 睾丸的间质细胞

D. 睾丸的生精细胞

E. 睾丸的支持细胞

6. 产生雄性激素的细胞是（　　）

7. 分泌抑制素的是（　　）

8. 分泌人绒毛膜促性腺激素的是（　　）

A. 排卵前期

B. 月经期

C. 排卵后期

D. 增殖期

E. 绝经期

9. 子宫内膜增厚，血管和腺体增多，但是腺体无分泌功能，此时为（　　）

10. 到 45～50 岁，月经不再周期性重复出现，表明已进入（　　）

四、问答题

1. 简述雌激素的主要生理作用。

2. 简述孕激素的主要生理作用。

3. 根据所学知识，简述从理论上可采取哪些避孕措施。

参考答案

一、名词解释

1. 生殖：生物体生长发育到一定阶段后，能够产生与自己相似的子代个体，这种功能称为生殖。
2. 排卵：卵泡成熟后破裂，次级卵母细胞连同放射冠、透明带和卵泡液脱离卵巢进入腹腔的过程，称为排卵。
3. 受精：指精子穿入卵子并与卵子相互融合的过程。
4. 精子获能：人类和多数哺乳动物的精子必须在雌性生殖道内停留一段时间后，才能获得使卵子受精的能力，称为精子获能。
5. 分娩：指成熟的胎儿及其附属物从母体子宫经阴道排出体外的过程。
6. 月经：女性从青春期开始，在整个生育期内，随着卵巢功能的周期性变化，在卵巢分泌激素的影响下，子宫内膜发生周期性脱落、出血并经阴道流出的现象称为月经。

二、填空题

1. 生成精子；内分泌功能；生成卵子；内分泌功能
2. 生殖器官；女性副性征；胚泡；妊娠
3. 月经期；增殖期；分泌期
4. 人绒毛膜促性腺激素；雌激素；孕激素；人绒毛膜生长素
5. 黄体；白体；妊娠黄体
6. 雌激素；孕激素
7. hCG 水平；早期
8. 雌二醇；孕酮

三、选择题

(一) A 型题

1. C 2. A 3. D 4. E 5. C 6. C 7. D 8. D 9. B 10. A 11. A 12. E

(二) B 型题

1. A 2. B 3. C 4. B 5. A 6. C 7. E 8. A 9. D 10. E

四、问答题

1. (1) 促进女性生殖器官的生长、发育：①可协同 FSH 促进卵泡的发育，诱导排卵前 LH 峰的出现，从而促进排卵；②促进子宫发育，使子宫内膜呈现增殖期的变化，促进子宫平滑肌的增生，提高子宫平滑肌的兴奋性及对催产素的敏感性，参与分娩过程，刺激子宫颈分泌大量清亮和稀薄的黏液，有利于精子的穿透；③促进输卵管上皮增生、分泌及输卵管运动，有利于精子和卵子的运行；④刺激阴道黏膜上皮细胞增生、角化，并使细胞内糖原含量增加，糖原分解使阴道呈酸性，增强阴道的抗菌能力。

（2）促进女性第二性征和性欲的产生。

（3）对代谢的作用：①促进女性青春期的生长发育，促进蛋白质的合成，加速骨骼的生长；②降低血浆胆固醇浓度；③保钠、保水作用。

2.（1）对子宫的作用：①使子宫内膜在增殖期的基础上呈现分泌期的改变，有利于孕卵在子宫内的生存和着床；②降低子宫平滑肌的兴奋性，抑制母体对胎儿的排斥反应，降低妊娠子宫平滑肌对催产素的敏感性，保证胚胎有较“安静”的生长发育环境；③可使子宫颈口闭合，宫颈黏液分泌减少、变黏稠，阻止精子穿透。

（2）对乳腺的作用：促进乳腺腺泡和导管的发育和成熟，为分娩后泌乳创造条件。

（3）对平滑肌的作用：能使消化管和血管平滑肌紧张性降低。

（4）产热作用。

3. ①抑制卵巢排卵：此种方法是抑制下丘脑、腺垂体的分泌功能，阻止卵细胞发育、从而达到避孕目的。②阻止卵子受精：可用避孕套、阴道隔膜等避孕器具阻止精子进入阴道或子宫腔；外用避孕药能杀死进入阴道内的精子；男、女绝育手术能阻止精子和卵子排出，是一种永久性的避孕措施。③阻止受精卵着床：子宫是孕育胎儿的部位，在子宫腔内放置节育环以及各种探亲避孕药均可使子宫内膜发生变化，阻止受精卵的着床和发育。④安全期避孕：避开排卵期，利用月经周期推算法、基础体温测量法及宫颈黏液观察法等，使精子和卵子难以结合。⑤抑制精子生成和发育：某些药物，如棉酚可以影响精子生成，采用物理方法（如超声波、微波、温热等刺激睾丸）来抑制睾丸的生精功能。

（信阳职业技术学院　陈　才）

第十三章　老年生理

学习要点

一、什么是衰老

衰老是指在生命过程中，当人体生长发育到达成熟期以后，机体的器官组织随着年龄增长而出现的形态结构的退行性改变，伴以生理功能的降低和心理行为上的衰退现象。

我国老年人的时序年龄分期的划分标准如下：45～59 岁为老年前期；60～89 岁为老年期；90 岁以上为长寿期。分别称之为中老年人、老年人和长寿老人。

二、衰老的主要变化及特征

1. 衰老的主要变化　体态变化主要表现在皮肤、毛发、指（趾）甲的变化以及身高、体重的增减。其他各系统均有衰老表现。

2. 衰老的特征　①普遍性；②累积性；③渐进性；④内生性；⑤危害性；⑥隐蔽性；⑦可逆性。

三、延缓衰老的途径

1. 平衡膳食，合理营养。
2. 进行适度的体育活动和劳动。
3. 健康的生活方式。

习　题

一、名词解释

1. 衰老

2. 自然寿命

3. 平均寿命

4. 寿命

二、选择题

A 型题

1. 关于组织、器官功能衰老的主要表现，错误的是（　　）
   A. 储备能力减少
   B. 适应能力降低
   C. 功能丧失
   D. 抵抗力减退
   E. 细胞萎缩
2. 推算人类自然寿命的方法，正确的是（　　）
   A. 性成熟期的 6～8 倍
   B. 生长期的 3～5 倍
   C. 细胞分裂次数与分裂周期的乘积
   D. 细胞分裂次数与分裂周期的和
   E. 以上都错误
3. 关于老年人体育运动的如下说法，正确的是（　　）
   A. 体力劳动者可以不进行体育锻炼
   B. 运动量愈大，锻炼效果愈好
   C. 不管是脑力劳动者还是体力劳动者，都应该参加适宜的体育运动
   D. 从老年后才开始锻炼为时已晚
   E. 脑力劳动者可以不进行体育锻炼
4. 关于老年人的平衡膳食，错误的是（　　）
   A. 多进食鱼和豆制品
   B. 选择的脂肪以含不饱和脂肪酸的植物性脂肪为主
   C. 多饮水，多食蔬菜
   D. 食盐摄入量宜多，以免引起低钠
   E. 多食水果，保证足够的维生素供应

三、问答题

1. 在人的衰老过程中，组织、器官的基本改变有哪些？

2. 延缓衰老的途径有哪些？

3. 目前，推算人的自然寿命有哪三种方法？

参考答案

一、名词解释

1. 衰老：在老年期，人各部分组织结构、各种生理功能和心理行为都发生退行性变化，称为生理性老化，即衰老。
2. 自然寿命：是指人类在进化过程中形成的相当稳定的平均寿命的最高尺度，即寿命的极限。
3. 平均寿命：又称平均期望寿命，是指在不同年龄时期可能生存的平均年限。
4. 寿命：人从出生到死亡的时间，即生命的年限，称为寿命。

二、选择题

A 型题

1. C 2. C 3. C 4. D

三、问答题

1. 在人的衰老过程中，组织、器官的基本改变包括结构和功能两个方面。结构的基本改变是细胞萎缩、数量减少，细胞内脂褐素沉积，细胞间质增多，组织纤维化和硬化，致使器官体积缩小，重量减轻。功能的改变主要是机体自稳态调节范围变窄，反应能力、适应能力、免疫力和贮备能力下降。
2. 延缓衰老的途径有：①良好的情绪和心理状态；②适当的劳动和运动；③科学的饮食调养；④合理的休息和睡眠。
3. 人的自然寿命究竟有多长，目前主要有性成熟期、生长期以及细胞分裂次数和分裂周期的乘积三种推算方法：①自然寿命相当于性成熟期的 8～10 倍。按人的性成熟期为 14～15 年计算，人的自然寿命应该是 110～150 岁。②自然寿命相当于生长期的 5～7 倍。人的生长期为 20～25 年，自然寿命应该是 100～175 岁。③自然寿命相当于细胞分裂次数与分裂周期的乘积。人体细胞分裂次数约 50 次，每次分裂周期平均为 2.4 年，故自然寿命约为 120 岁。

（信阳职业技术学院 陈 才）

附：人体生理学教学大纲

第一章　绪论

1. 目的和要求

【掌握】 兴奋性、兴奋、抑制等的概念；内环境、稳态的概念及其生理意义；人体功能活动的调节机制，反馈调节。

【熟悉】 刺激引起的条件；条件反射、非条件反射的概念。

【了解】 生理学研究的任务和内容。

2. 重点与难点

（1）重点　兴奋性；机体的内环境；生理功能的调节；反馈控制系统。

（2）难点　反馈控制系统。

3. 内容要点

（1）生理学的研究内容。

（2）兴奋性　刺激与反应，阈值。

（3）内环境与稳态。

（4）人体功能活动的调节机制　神经调节、体液调节、自身调节。

（5）人体生理功能的调节控制　非自动控制系统；反馈控制系统；负反馈、正反馈。

第二章　细胞的基本功能

1. 目的和要求

【掌握】 细胞膜的物质转运功能；神经一肌肉接头处兴奋传递过程及特点。

【熟悉】 细胞的生物电现象及其产生原理。

【了解】 兴奋在神经纤维上传导的原理；骨骼肌的兴奋一收缩耦联；肌细胞收缩的原理；肌肉收缩的形式及其影响因素。

2. 重点与难点

（1）重点　静息电位、动作电位的概念及其产生机制；神经-肌肉接头处的兴奋传递过程及特点。

（2）难点　静息电位、动作电位的产生机制；阈电位；骨骼肌的兴奋一收缩耦联的过程；肌细胞收缩的原理。

3. 内容要点

（1）细胞膜的基本功能　细胞膜的基本结构和功能特点。细胞膜的物质转运功能：被动转运：单纯扩散，易化扩散；主动转运：原发主动转运，继发主动转运；入胞与出胞作用。

（2）细胞的兴奋性和生物电现象　细胞的生物电现象：静息电位及其产生机制、动作电位及其产生机制；局部电位及其特征；兴奋在同一细胞上的传导机制。

（3）肌细胞的收缩功能　骨骼肌的微细结构；骨骼肌的兴奋-收缩耦联，肌丝滑行的基本过程；肌肉收缩的形式，影响骨骼肌收缩的主要因素。

第三章　血液

1. 目的和要求

【掌握】 血浆渗透压，红细胞、白细胞和血小板的正常值及生理功能，血液凝固的基本过程，ABO 血型分型及其依据，ABO 血型的鉴定，交叉配血试验。

【熟悉】 血浆酸碱度，各种血细胞的生理特性，Rh 血型系统。

【了解】 红细胞的生成，抗凝物质，纤溶。

2. 重点与难点

(1) 重点 血浆渗透压，红细胞、白细胞和血小板的正常值及生理功能，血液凝固的基本过程，ABO血型分型及其依据，ABO血型的鉴定，交叉配血试验。

(2) 难点 血浆渗透压的形成；血液凝固的过程。

3. 内容要点

(1) 概述 体液；血液的主要功能；血量；血液的比重和黏滞性。

(2) 血浆 血浆的主要成分及其功能；血浆蛋白的种类及功能；血浆渗透压；血浆酸碱度。

(3) 血细胞 红细胞：红细胞的形态和数量；红细胞的可塑变形性、渗透脆性、悬浮稳定性、红细胞沉降率（血沉）；红细胞的生理功能；红细胞生成所需的原料和辅助物质；红细胞生成的调节。白细胞：白细胞的数量和分类计数；中性粒细胞的功能，单核-巨噬细胞的功能，嗜酸性粒细胞的功能，嗜碱性粒细胞的功能，淋巴细胞的功能。血小板：血小板的形态和数量；血小板的生理特性；血小板的生理功能。

(4) 血液凝固和纤维蛋白溶解 血液凝固：凝血因子；血液凝固的基本过程；血液凝固的内源性、外源性凝血途径。纤维蛋白溶解：纤溶酶原的激活、纤维蛋白降解、纤溶抑制物。

(5) 血型 ABO血型系统、Rh血型系统。

第四章 血液循环

1. 目的和要求

【掌握】 心肌细胞的生物电现象，心肌的生理特性及其影响因素，心脏的泵血功能，心血管活动的调节。

【熟悉】 动脉血压形成的原理及其影响因素，影响静脉回心血量的因素。心音的种类和意义，正常心电图的波形及其意义，微循环的组成及血流通路，组织液的生成与回流及其影响因素。

【了解】 各类血管的功能特点，微循环的调节。

2. 重点与难点

(1) 重点 心肌细胞的生物电现象，心肌细胞的生理特性及其影响因素，心脏的泵血功能，动脉血压形成的原理及影响因素，心血管活动的调节。

(2) 难点 心肌细胞的生物电现象；心脏的泵血过程；动脉血压形成的原理及其影响因素，降压反射。

3. 内容要点

(1) 心肌细胞的生物电现象 工作细胞的跨膜电位及其形成原理，自律细胞的跨膜电位的特点。

(2) 心肌的生理特性 自动节律性、传导性、兴奋性、收缩性。

(3) 心脏泵血功能 心动周期和心率；心脏的泵血过程；心脏泵血功能的评价；影响心输出量的因素。

(4) 心音与心电图 心音的种类及特点；正常心电图的波形及其意义。

(5) 血管生理 各类血管的结构和功能特点；动脉血压的形成，动脉血压的正常值，影响动脉血压的因素；静脉血压和静脉回流，外周静脉压和中心静脉压，影响静脉回心血量的因素；微循环的组成及血流通路，微循环的调节；组织液的生成与回流及其影响因素。

(6) 心血管活动的调节 神经调节：心脏的神经支配及其作用；心交感神经，心迷走神经；血管的神经支配及其作用；心血管中枢；心血管活动的反射性调节。体液调节：肾上腺素与去甲肾上腺素，血管紧张素，血管升压素。

第五章 呼吸

1. 目的和要求

【掌握】 肺通气、气体的交换及呼吸运动的调节。

【熟悉】 气体在血液中的运输形式。

【了解】 呼吸道的功能特征以及肺的非呼吸功能。

2. 重点与难点

(1) 重点 肺通气动力；胸膜腔内压的概念及生理意义；肺泡表面活性物质的生理意义；肺活量、时间肺活量、每分通气量、肺泡通气量、血氧饱和度，氧离曲线等的概念；CO_2、[H^+]、低 O_2 对呼吸的调节。

(2) 难点 胸膜腔内压的形成；肺泡表面张力与肺泡表面活性物质；氧离曲线的影响因素。

3. 内容要点

(1) 肺通气 肺通气动力：呼吸运动，肺内压，胸膜腔内压；肺通气阻力：弹性阻力和顺应性，非弹性阻力；肺容量：潮气量，补吸气量和深吸气量，补呼气量，残气量和功能残气量，肺活量和时间肺活量，肺总容量；肺通气量：每分通气量，最大通气量，肺泡通气量。

(2) 呼吸气体的交换 气体交换的原理：分压与张力，气体交换速率；气体交换的过程：肺泡气体交换，组织气体交换；影响肺泡气体交换的因素：呼吸膜，肺通气/血流比值。

(3) 气体在血液中的运输 O_2 的运输：Hb 与 O_2 的可逆性结合，血氧饱和度，氧离曲线及其影响因素；CO_2 运输的形式：碳酸氢盐、氨基甲酰血红蛋白。

(4) 呼吸运动的调节 呼吸中枢，外周化学感受器和中枢化学感受器，CO_2、[H^+]、低 O_2 对呼吸的调节。

第六章 消化与吸收

1. 目的和要求

【掌握】 食物在胃内和小肠内的消化过程及其调节。

【熟悉】 吸收的基本过程，主要营养物质的吸收。

【了解】 口腔和大肠内的消化过程。

2. 重点与难点

(1) 重点 胃液、胰液和胆汁的成分及作用。

(2) 难点 吸收的机制。

3. 内容要点

(1) 概述 消化道的基本功能和特性；消化与吸收的概念；消化道平滑肌的生理特性；胃肠道的神经支配，胃肠激素。

(2) 口腔内消化 唾液的性质、成分和作用；咀嚼和吞咽。

(3) 胃内消化 胃液的性质、成分和作用；胃的运动形式及其调节，胃的排空及其控制；呕吐。

(4) 小肠内消化 胰液的性质、成分和作用；胆汁的性质、成分和作用；小肠液的性质、成分和作用；小肠的运动形式；回盲括约肌的功能。

(5) 大肠内消化 大肠液的分泌及肠内细菌的作用；大肠的运动和排便反射。

(6) 吸收 吸收的部位和机制；小肠内主要营养物质的吸收。

第七章 能量代谢和体温

1. 目的和要求

【掌握】 人体体温的正常值；影响能量代谢的因素；基础代谢率的概念。

【熟悉】 机体的产热和散热过程；体温调节。

【了解】 体温的正常变动。

2. 重点与难点

(1) 重点 影响能量代谢的因素；食物的热价、氧热价、呼吸商和基础代谢率的概念；机体的产热和散热过程；体温调节。

(2) 难点 能量代谢率的测定；调定点学说。

3. 内容要点

（1）人体正常体温及其变动　体温的概念；人体体温的正常值；体温的生理变动。

（2）能量代谢　能量平衡；影响能量代谢的因素；基础代谢率。

（3）体热平衡　产热过程：产热器官、产热调节反应；散热过程：散热部位和方式、散热的调节反应。

（4）体温调节　自主性体温调节；外周温度感受器、中枢温度感受器；体温调节中枢；行为性体温调节。

第八章　肾的排泄功能

1. 目的和要求

【掌握】 尿的生成过程及其影响因素。

【熟悉】 肾在排泄及维持内环境稳态中的意义；排尿反射。

【了解】 尿液浓缩和稀释的基本原理和过程。

2. 重点与难点

（1）重点　肾血流量的自身调节；影响肾小球滤过的因素；影响肾小管和集合管重吸收的因素；抗利尿激素和醛固酮的作用和分泌调节；滤过分数，血浆清除率、肾糖阈的概念。

（2）难点　几种主要物质的重吸收机制（Na^+、Cl^-、HCO_3^-、K^+、水、葡萄糖）；尿液浓缩和稀释的基本原理。

3. 内容要点

（1）概述　排泄的概念和途径；尿液的成分及理化特性；肾的功能。

（2）肾结构和血液循环特点　肾单位的组成及其分类；球旁器；肾血液供应的特点；肾血流量的调节。

（3）肾小球的滤过功能　滤过率和滤过分数；滤过膜及其通透性；肾小球有效滤过压；影响肾小球滤过的因素。

（4）肾小管和结合管的重吸收功能　肾小管重吸收的特点和方式；几种主要物质的重吸收（Na^+、Cl^-、HCO_3^-、K^+、水、葡萄糖）；影响肾小管和集合管重吸收的因素；球管平衡。

（5）肾小管和集合管的分泌和排泄功能　K^+的分泌和K^+-Na^+交换，H^+的分泌和H^+-Na^+交换，NH_3的分泌。

（6）尿液的浓缩和稀释　肾髓质高渗梯度现象；肾髓质渗透压梯度的形成和维持；尿液的浓缩和稀释过程。

（7）肾小管和集合管功能的调节　血管升压素的合成与释放，血管升压素的作用，血管升压素合成和释放的调节；醛固酮的作用和分泌调节。

（8）排尿活动　排尿反射。

第九章　感觉器官

1. 目的和要求

【掌握】 眼的调节；眼的折光异常及矫正。

【熟悉】 视敏度、视野、暗适应、明适应的概念。

【了解】 感受器的一般特征；前庭器官的功能。

2. 重点与难点

（1）重点　眼的调节；瞳孔对光反射；眼的折光异常及矫正；视敏度、视野的概念；声波传入内耳的途径。

（2）难点　眼的调节；内耳的感音功能。

3. 内容要点

（1）感受器　感受器的分类，感受器的一般特征（感受器的适宜刺激、感受器的换能作用、感受器的编码作用、感受器的适应现象）。

(2) 视觉　眼的折光系统及成像原理；眼的调节（晶状体的调节、瞳孔的调节、眼球会聚）；眼的屈光不正（近视、远视、散光）；瞳孔对光反射；视网膜的两种感光换能系统（视杆系统、视锥系统）；视杆系统的感光换能机制；暗适应和明适应过程；视敏度、视野。

(3) 听觉　人耳的听阈和听域；外耳的功能，中耳的功能，声音传入内耳的途径；感音系统的功能（基底膜振动与行波理论，耳蜗的生物电现象）。

(4) 前庭器官的功能　前庭器官的感受细胞及适宜刺激；椭圆囊和球囊的功能；半规管的功能。

第十章　神经系统

1. 目的和要求

【掌握】 突触传递的过程和原理；感觉投射系统；牵张反射；自主神经系统的主要功能。

【熟悉】 神经纤维兴奋传导特征；神经元间信息传递的形式；中枢神经元的联系方式；中枢抑制；大脑皮层的感觉分析功能；脑干对肌紧张的调节；大脑皮质对躯体运动的调节；各级中枢对内脏活动的调节。

【了解】 痛觉生理；脑的高级功能。

2. 重点与难点

(1) 重点　突触传递的过程及其特点（EPSP、IPSP）；神经纤维兴奋传导的特征；脊休克；牵张反射；去大脑僵直；自主神经的递质及其受体。

(2) 难点　突触传递的过程。

3. 内容要点

(1) 神经纤维的功能和活动特征　神经纤维兴奋传导的特征；神经纤维的传导速度；神经纤维的分类；神经纤维的轴浆运输；神经纤维的营养性效应。

(2) 神经元间信息的传递　突触的结构；突触的分类；突触传递的过程和原理：兴奋性突触的传递、抑制性突触的传递。

神经递质的概念　外周神经递质的种类及其分布（乙酰胆碱、去甲肾上腺素）。

神经递质的受体　胆碱受体和效应（M 型受体，N_1 型受体和 N_2 型受体）；肾上腺素受体和效应（α 型受体、β_1 型受体和 β_2 型受体）。

(3) 神经中枢活动的基本规律　反射活动和反射中枢；中枢神经元的联系方式；神经中枢内兴奋传递的特征；中枢抑制的形式和机制（突触后抑制、突触前抑制）。

(4) 神经系统的感觉功能　脊髓的感觉传导与分析功能；丘脑感觉投射系统（特异性感觉投射系统、非特异性感觉投射系统）；大脑皮质的感觉分析功能（躯体感觉代表区，内脏感觉代表区，视、听、嗅、味觉代表区）；皮肤痛觉，内脏痛和牵涉痛。

(5) 神经系统对躯体运动的调节　牵张反射；脊休克；脑干对肌紧张的调节；小脑对躯体运动的调节；基底神经节对躯体运动的调节；大脑皮质对躯体运动的调节。

(6) 神经系统对内脏活动的调节　自主神经系统的结构特征；交感神经和副交感神经的主要功能；自主神经功能活动的特点。

(7) 脑的高级功能　正常脑电图的基本波型及其意义；睡眠的时相；条件反射活动的基本规律；语言中枢和大脑皮质功能的一侧优势。

第十一章　内分泌

1. 目的和要求

【掌握】 各种激素的生理作用。

【熟悉】 各种激素分泌的调节。

【了解】 激素作用的机制。

2. 重点与难点

(1) 重点　生长激素、甲状腺激素、糖皮质激素的生理作用；下丘脑-腺垂体-甲状腺轴；下丘脑-腺垂体-肾上腺皮质轴。

(2) 难点　含氮类激素和类固醇激素的作用机制。

3. 内容要点

(1) 激素的功能特点及其作用机制　激素的传递方式；激素的生理作用和特征；激素的作用机制。

(2) 下丘脑的内分泌功能　下丘脑的神经内分泌；下丘脑与垂体的功能联系（下丘脑-神经垂体系统，下丘脑-腺垂体系统）。

(3) 垂体　腺垂体分泌的激素及其生理作用（生长激素、催乳素、促激素）神经垂体分泌的激素及其生理作用（血管升压素、催产素）。

(4) 甲状腺　甲状腺激素的合成、分泌和运输；甲状腺激素的作用。甲状腺功能的调节（下丘脑-腺垂体-甲状腺轴、自身调节）。

(5) 肾上腺　肾上腺皮质：糖皮质激素的生理作用，糖皮质激素分泌的调节。肾上腺髓质：肾上腺髓质激素的生理作用。

(6) 胰岛　胰岛素的生理作用；胰岛素分泌的调节；胰高血糖素的生理作用及其调节。

(7) 甲状旁腺激素与降钙素　甲状旁腺激素的作用，甲状旁腺激素分泌的调节；降钙素的生理作用，降钙素分泌的调节。

第十二章　生殖

1. 目的和要求

【掌握】 月经周期中女性激素与月经周期的关系；雌激素、孕激素的生理作用。

【熟悉】 下丘脑-腺垂体-卵巢轴的功能。

【了解】 胎盘的分泌功能。

2. 重点与难点

(1) 重点　雌激素、孕激素的生理作用；月经周期中女性激素与月经周期的关系。

(2) 难点　月经周期的形成机制。

3. 内容要点

(1) 男性生殖　睾丸的生成精子作用；睾丸的内分泌功能；睾丸功能的调节。

(2) 女性生殖　卵巢的生成卵子功能；卵巢的内分泌功能（雌激素、孕激素生理作用）。

(3) 月经周期　月经周期的概念；月经周期中卵巢和子宫内膜的变化；月经周期的形成机制。

(4) 胎盘的内分泌功能。

(5) 妊娠与避孕。

第十三章　老年生理

1. 目的和要求

了解衰老、寿命的概念；机体衰老的主要变化及特征；延缓衰老的途径与措施。

2. 内容要点

(1) 衰老的概念。

(2) 衰老的主要变化及特征。

(3) 延缓衰老的途径。